"十四五"国家重点出版物出版规划项目

国医大师李今庸医学全集

古代病证药治类方

李今庸　编著

学苑出版社

图书在版编目（CIP）数据

古代病证药治类方/李今庸编著. --北京：学苑出版社，2025.2. --（国医大师李今庸医学全集）. ISBN 978-7-5077-7105-3

Ⅰ.R289.5

中国国家版本馆CIP数据核字第20251DE361号

出 版 人：洪文雄
责任编辑：黄小龙
书籍设计：郭建新
出版发行：学苑出版社
社　　址：北京市丰台区南方庄2号院1号楼
邮政编码：100079
网　　址：www.book001.com
电子邮箱：xueyuanpress@163.com
销售电话：010-67601101（销售部）67603091（总编室）
印 刷 厂：北京兰星球彩色印刷有限公司
开本尺寸：710 mm×1000 mm　1/16
印　　张：16
字　　数：238千字
版　　次：2025年2月第1版
印　　次：2025年2月第1次印刷
定　　价：88.00元

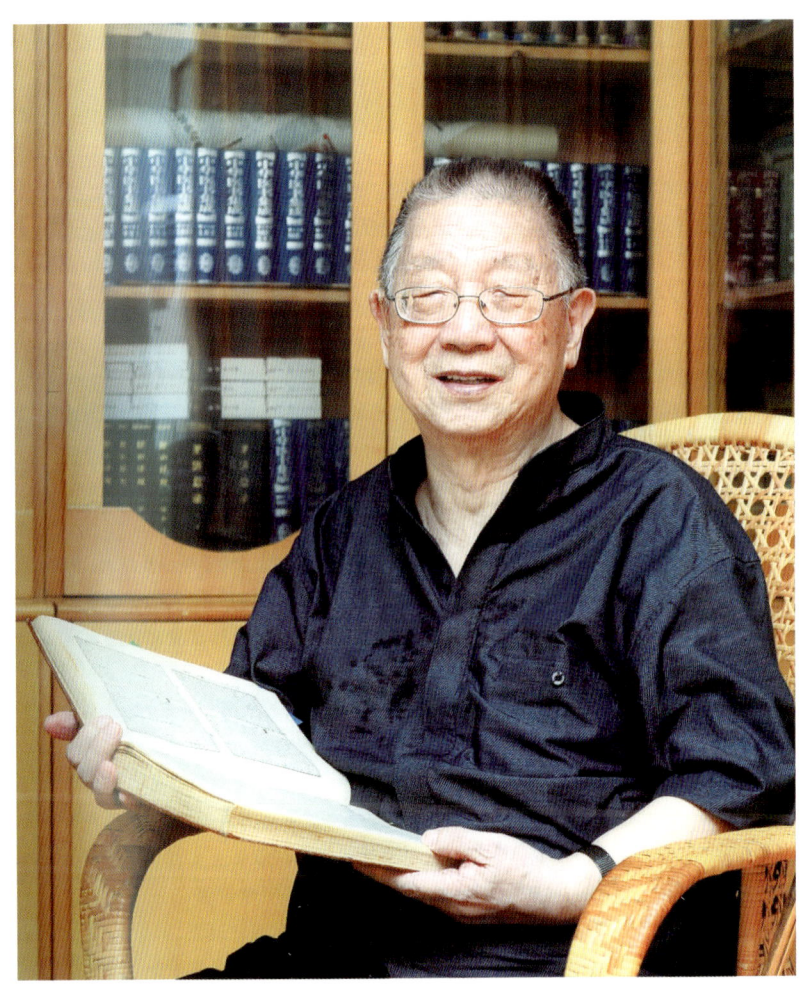

李今庸（1925年10月22日—2022年4月27日），湖北枣阳市人，当代著名中医学家，中医教育学家，湖北中医药大学终身教授，国医大师，国家中医药管理局评定的第一批全国老中医药专家学术经验继承工作指导老师。

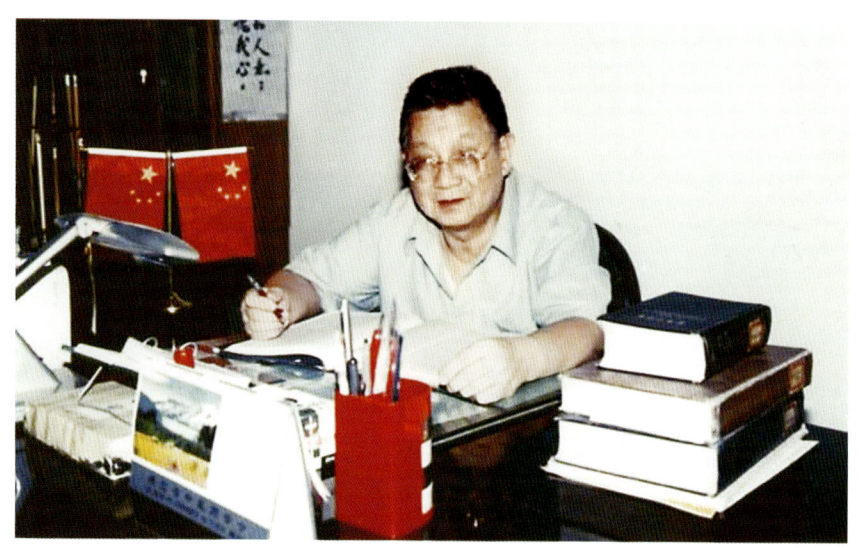

李今庸教授主持湖北省中医药学会工作 20 余年

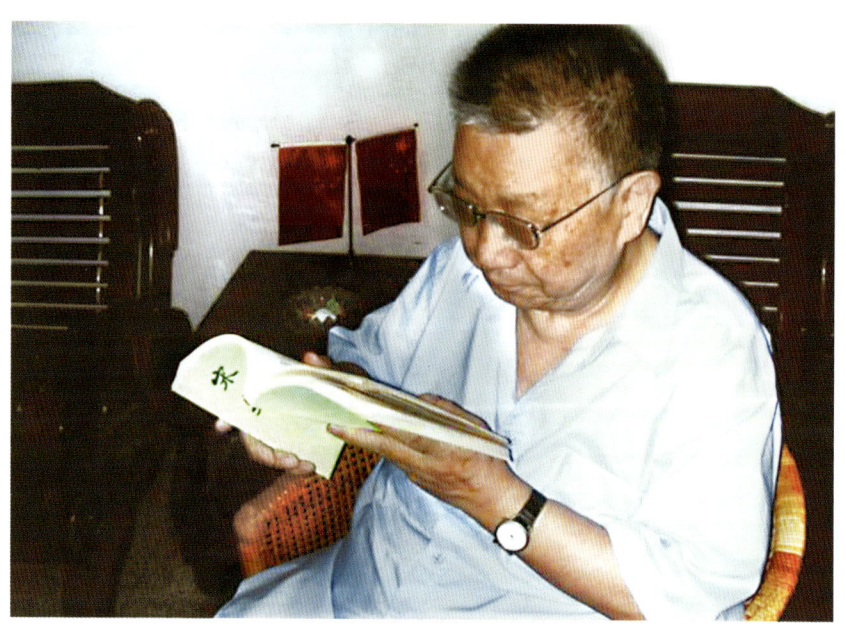

李今庸教授在研读史书

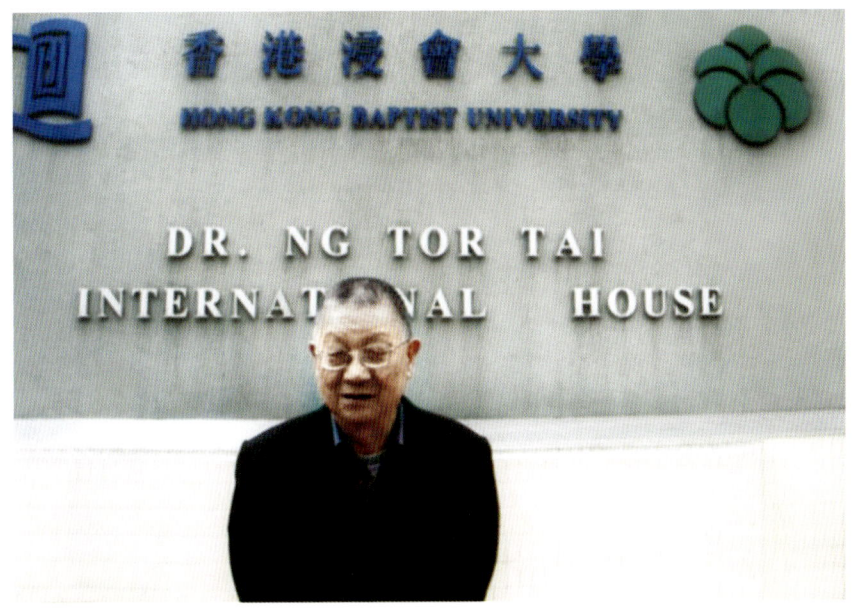

李今庸教授在香港浸会大学讲学期间留影

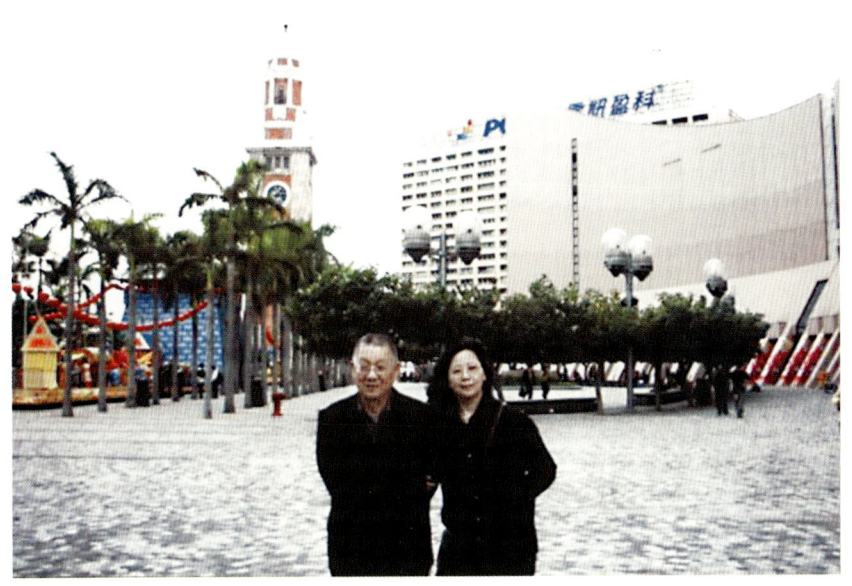

李今庸教授在香港讲学期间与女儿李琳合影

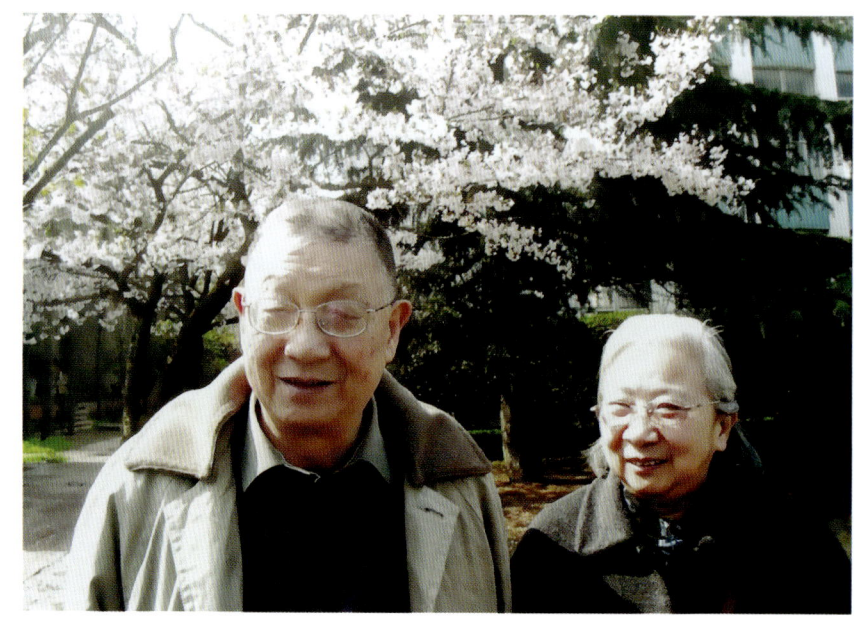

李今庸教授与夫人齐立秀合影

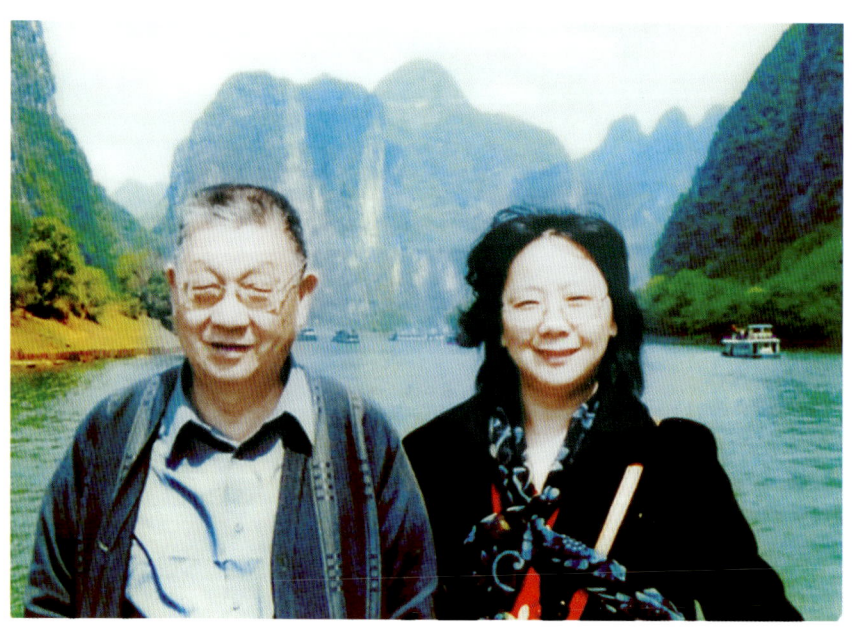

李今庸教授与女儿李琳合影

中国的长期封建社会中，创造了灿烂的古代文化。清理古代文化的发展过程，剔除其封建性的糟粕，吸收其民主性的精华，是发展民族新文化提高民族自信心的必要条件；但是决不能无批判地兼收并蓄。

摘自《新民主主义论》

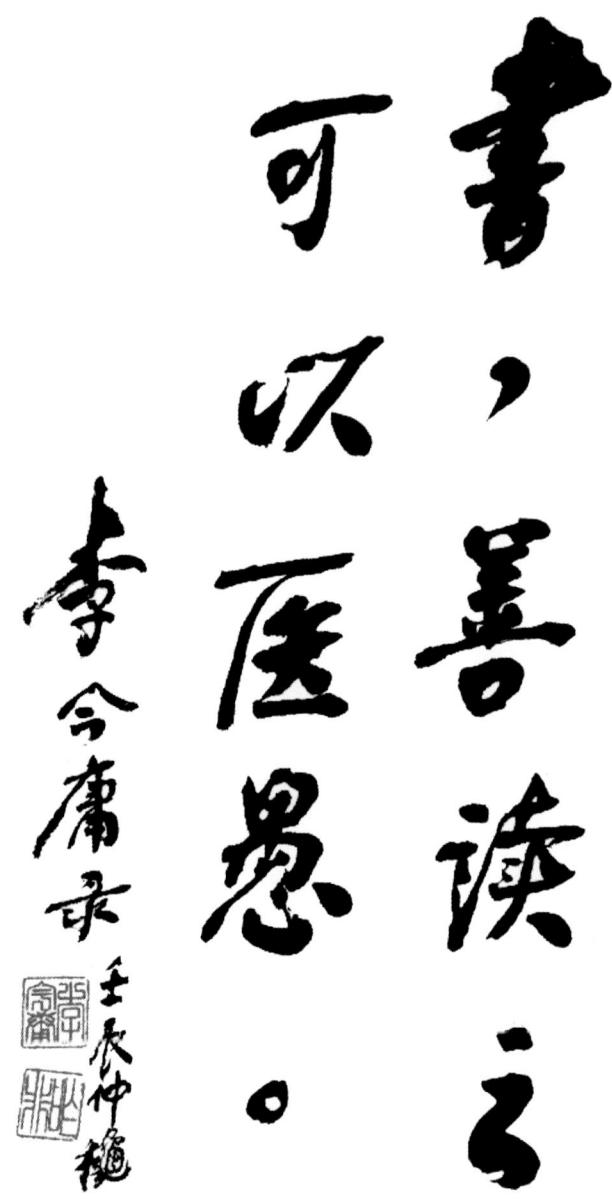

李今庸教授书法（二）

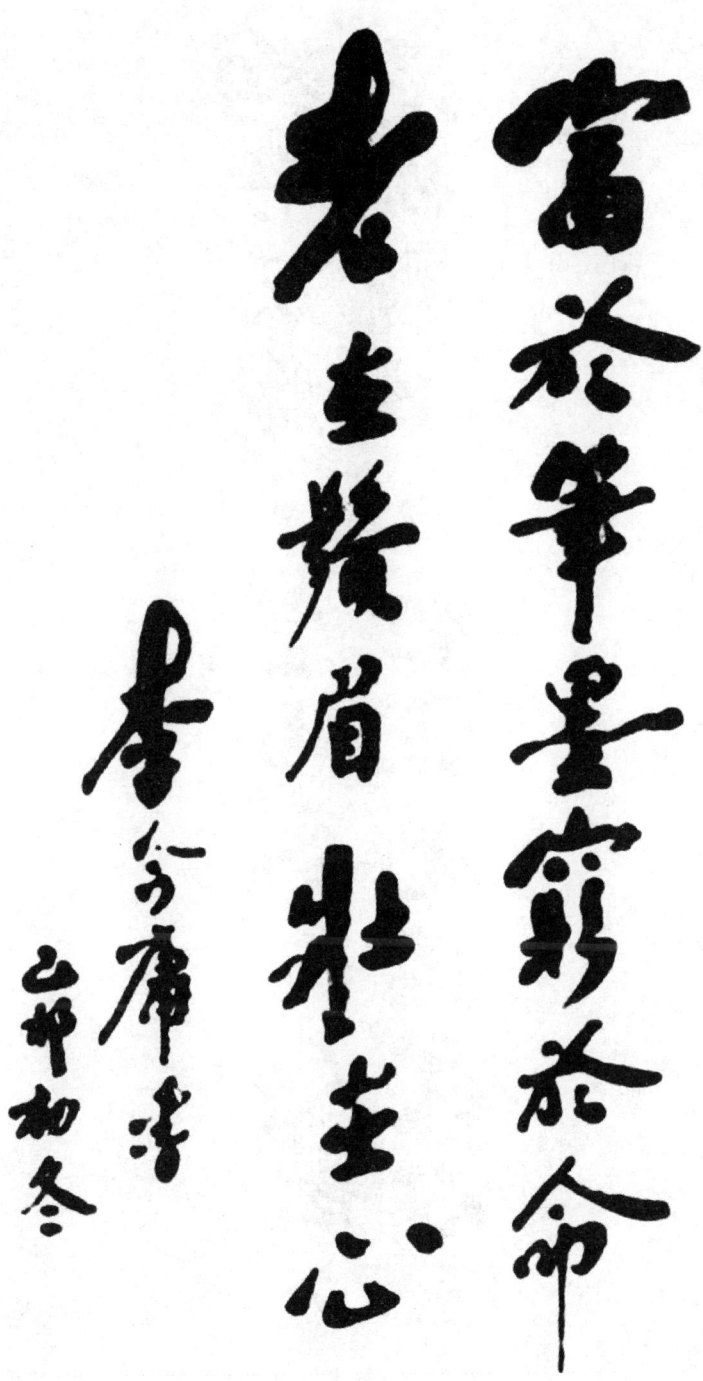

李今庸教授书法（三）

鞠躬厥职,岂能尽如人意;渴谋斯任,但求无愧我心。

李今庸教授书法(四)

通古博今研岐黄　精勤不倦育桃李

（代总序）

李今庸先生，字昨非，1925年出生于湖北省枣阳市唐家店镇一个世医之家。今庸之名取自《三字经》："中不偏，庸不易。"意为立定志向，矢志不移，永不改易。昨非，语出陶渊明《归去来兮辞》："实迷途其未远，觉今是而昨非。"含有不断修正自己错误认识的意思。书斋曰莲花书屋，义出周敦颐《爱莲说》："出淤泥而不染，濯清涟而不妖。"李今庸先生平生行止，诚如斯言。《孟子·滕文公章句上》说："舜何人也，予何人也，有为者亦若是。"他把这句话作为座右铭。

李今庸先生从医80载，执教62年，在漫长的医教研生涯中积累了宝贵的治学经验。其治学之道，建造了弟子成才的阶梯，是后学登堂入室的通途。听其教、守其道、恭其行者，多能登堂入室，攀登高峰。

博学强志　医教研优

李今庸先生7岁入私塾读书，开始攻读《论语》《孟子》《大学》《中庸》《礼记》等儒家经典，他博闻强志，日记千言，常过目成诵。1938年随父学医，兼修文学，先后研读《黄帝内经》《针灸甲乙经》《难经》《伤寒论》《金匮要略》《脉经》《诸病源候论》《千金要方》《千金翼方》《外台秘要》《神农本草经》等，随后其父又命其继续攻读历代各家论著和各科著作，并指导他阅读《毛诗序》《周易》《尚书》等书。对于《黄帝内经》，他大约只用了一年的时间，即将其内容烂熟于心。现在只要提到《黄帝内经》的某一内容，他都能不假思索明确无误地给你指出，本段内容是在《素问》或《灵枢》的某一篇，所以被人们誉为"《内经》王""活字典"。

1961年，时任湖北中医学院副院长的蒋立庵先生，将一本《江汉论坛》杂志给了李今庸先生。他认真阅读后，敏锐地意识到蒋老是希望他掌握校勘训诂学的知识，以便有效地研究整理古典医籍。从20世纪60年代初开始，他先后阅读了大量有关古代小学类书籍。通过认真阅读《说文解字》《说文解字注》《说文通训定声》《说文解字义证》《说文解字注笺》等，他对许学相当熟悉，又广泛阅读了雅学、韵书以及与小学有关的书籍。从此，他掌握了治学之道，并以此助推医教之道。

一般而言，做学问应具备三个条件：一为深厚的家学，二为名师指点，三为个人勤奋。这三点李今庸先生都具备了，所以先生才有了今天的成就。

李今庸先生在1987年到1999年间，先后被中国中医研究院（现中国中医科学院）研究生部、张仲景国医大学、长春中医学院（现长春中医药大学）等单位聘为客座教授和临床教授，为这些单位的中医药人才培养做出了贡献。1991年5月被确认为第一批全国老中医药专家学术经验继承工作指导老师，同年获国务院政府特殊津贴；1999年被中华中医药学会授予全国十大"国医楷模"称号；2002年获"中医药学术最高成就奖"；2006年获中华中医药学会"中医药传承特别贡献奖"；2011年被国家中医药管理局确定为全国名老中医药专家传承工作室建设项目专家；2013年1月被国家中医药管理局确定为首批中医药传承博士后合作导师，为国家培养中医药高层次人才。

校勘医典　著作等身

李今庸先生在治学上锲而不舍，勇攀高峰，正所谓"路漫漫其修远兮，吾将上下而求索"。他在20世纪60年代就步入了校勘医典这条漫长而又崎岖的治学之路。在这方面他着力最勤，费神最深，几乎是举毕生之力。他曾说道：首先要善于发现古书中的问题，然后对所发现的问题进行深入研究考证，并搜集大量的古代文献加以证实。当写成文章时，又必须考虑所选用文献的排列先后，使层次分明，说明透彻，让人易于读懂。如此每写一篇文章，头痛数日不已，然而他仍乐此不疲。虽是辛苦，然也获得了丰硕的成果。经一番整理后，不仅使这些古籍中的文字义理畅达，而且其医学理论也明白易晓，从而使千百年的疑窦涣然冰释，实有功于后学。

李今庸先生首创以治经学方法研究古典医籍。他将清朝乾嘉时期所兴起的治经学方法，引入到古医籍的研究整理之中。他依据训诂学、校勘学、音韵学、古文字学的基本原理，以及方言学、历史学、古文献学、考古学和历代避讳规律等相关知识，结合中医药学理论和临床实际经验，对古医书中的疑难问题进行了深入研究。对古医书中有问题的内容，则采用多者刈之、脱者补之、隐者彰之、错者正之、难者考之、疑者存之的方法，细心疏爬。他治学态度严谨，一言之取舍必有据，一说之弃留必合理。其研究所涉及的范围相当广泛，如《素问》《灵枢》《难经》《甲乙经》《太素》《伤寒论》《金匮要略》《神农本草经》《肘后方》《新修本草》《千金要方》《千金翼方》《马王堆汉墓帛书》以及周秦两汉典籍中有关医学的内容。每有得则笔之以文，其研究的千古疑难问题多达数百处。从 20 世纪 50 年代末至现在，他发表了诸如"析疑""揭疑""考释""考义"类文章 200 多篇。2008 年，他在外地休养的时候，凭记忆又搜集了古医书中疑难之处 88 条；同时，还从《吕氏春秋》高诱训解的文字中，总结出声转可通的文字 121 例，其中部分内容现已整理成文，由此可见先生对古医籍疏爬之勤。

设帐杏坛　传道授业

李今庸先生执教已 62 个春秋，在中医教育学上，开创和建立了两门中医经典学科（《黄帝内经》《金匮要略》）。他先后长期系统性地给师资班、西学中班、本科生、研究生等各类不同层次学生讲授《金匮要略》《黄帝内经》《难经》及《中医学基础》等课程。自 1978 年开始，又在全国中医界率先开展《内经》专业研究生教育。同时，李今庸先生还担任北京中医两院（中国中医研究院、北京中医学院）研究生班《金匮要略》授课老师。1973 年起，李今庸先生受邀赴原北京中医学院、原上海中医学院讲授《中医学基础》；1978 年起，并先后赴辽宁、广西、上海等地的中医药院校讲授《黄帝内经》《金匮要略》等经典课程。

李今庸先生非常重视教材建设。1958 年，他首先在原湖北中医学院筹建金匮（内科）教研组，并担任组长，其间独立编写了《金匮讲义》，作为本院本科专业使用。1963 年独立编写了全国中医学院第二版试用教材《金匮要略讲义》，从而将《金匮》这一学科推向了全国；1973 年，为适应社会上的需求，对该书稍作润色，作为全国中医学院第三版试用教材再版发行。1960 年，担任《内经》教研组组长，独立编写了《医经选讲义》《内经讲义》（原文），供湖北中医学院本科专业使用；1961年，独立编写了《难经选读》《黄帝内经素问讲义》（原文），供湖北中医学院本科专业、西医学习中医班使用；1962年，独立编写了中医学院讲义《内经》（蓝本）；1963年，赴江西庐山参加了全国中医学院第二版试用教材《内经讲义》的审稿定稿。1974、1976年分别协编全国中医学院教材《中医学基础》；1977、1979年，主编《内经选编》《内经选读》，作为原湖北中医学院中医研究生班前期课程中的《内经》试用教材，并亦供中医本科专业使用，该教材受到全国《内经》教师的好评；1978年，参与编著高等中医药院校教学参考丛书《内经》；1982年主编高等中医药院校本科生、研究生两用教材《黄帝内经选读》，1987年为光明中医函授大学编写出版了《金匮要略讲解》。几十年来，李今庸先生为中医药院校教材建设，倾注了满腔心血。

  李今庸先生注重师资队伍建设。先生在主持原湖北中医学院内经教研室工作时，非常重视对教师的培养。1981年，他在教研室提出了"知识非博不能返约，非深不能至精"的思想。他要求教师养成"读书习惯和写作习惯"。为配合教师读书方便，他在教研室创建了图书资料库室，收藏各类图书800余册，并随时对教师的学习情况进行督促检查。1983年，他组织主持教研室教师编写刊印了《黄帝内经索引》；同时，他又组织主持教研室教师编写了《新编黄帝内经纲目》，作为本院及部分兄弟院校《内经》专业研究生学位使用教材。通过编辑书籍及教学参考资料，提高教师的专业水平。在对教师的使用上，尽量做到人尽其才，才尽其用。通过十几年坚持不懈努力，现已培养出一批较高素质的中医药教师队伍。

  在半个多世纪的中医药教学生涯中，先生主张择人而教、因材施教，注重传授真知和问答教学。他要求学生学习中医时必须树立辩证唯物主义和历史唯物主义思维方式，将不同时代形成的医学著作和理论体系置于特定历史时代背景中研究，重视经典著作教学和学生临床实践。1962年，先生辅导高级西医离职学习中医班集体写作《从藏府学说看祖国医学的理论体系》一文，全文刊登于《光明日报》，并被《人民日报》摘要登载、《中医杂志》全文收载，在全国产生了很大影响。

扎根一线　累起沉疴

李今庸先生在80年的医疗实践中，形成了独特的医疗风格、完整的临床医学思想，积累了大量的临床经验。其一，形成了完整的临床医学指导思想，即坚持辩证历史唯物主义思想指导下的"辨证论治"；其二，独创个人临床医疗经验病证证型治疗分类580余种，著有《李今庸临床经验辑要》《中国百年百名中医临床家丛书·李今庸》《李今庸医案医论精华》等临床著作。

李今庸先生通晓中医内外妇儿及五官各科，尤长于治疗内科和妇科疾病。在80年的临床实践中，他在内伤杂病的补泻运用上形成了自己独特的风格，即泻重痰瘀，补主脾肾。脾肾两藏，一为后天之本，一为先天之本，是人体精气的主要来源。二藏荣则一身俱荣，二藏损则一身俱损。因此，在治虚损证时，补主脾肾。在临床运用中，具体又有所侧重，小儿重脾胃，老人重脾肾，妇女重肝肾。慢性久病，津血易滞，痰瘀易生，痰瘀互结互病，易成窠囊。他对于此类病证的治疗是泻重痰瘀，或治其痰，或泻其瘀，或痰瘀同治。他临床经验丰富，辨证准确，用药精良，常出奇兵以制胜，其经验可见于《国医大师李今庸医学全集》中。

李今庸先生非常强调临床实践对理论的依赖性，他常说："治病如同打仗一样，没有一定的医学理论做指导，就不可能进行正确的医疗活动。"如1954年长江流域发大水，遭受特大洪涝灾害之时，奔赴一线的李今庸"抗洪抢险防病治病"工作队，以中医理论为指导，运用中药枯矾等，成功控制住了即将暴发的急性传染性消化道疾病；再如一壮年男子，突发前阴上缩，疼痛难忍，呼叫不已，李今庸先生据《素问·厥论》"前阴者，宗筋之所聚"，《素问·痿论》"阳明者，五藏六府之海，主润宗筋"的理论，为之针刺足阳明经之归来穴，留针10分钟，病愈，后数十年未再发，此案正印证了其善于以经典理论对临床的指导运用。李老常言："方不在大，对证则效；药不在贵，中病即灵。"

从1976年起，李老应邀赴北京、上海、南京、南宁、福州、香港、韩国大田等多地讲学，传授临床经验，深入开展中外学术交流。

振兴中医　奔走疾呼

李今庸先生作为一代中医药思想家，从未停止过对中医药学理论、临床、教育的反复深入思考。1982年、1984年，他两次同全国十余名中医药专家联名上书党中央、国务院，建议成立国家中医药管理总局，加强党对中医药事业的领导，受到中央领导重视和采纳。1986年国务院批示，1988年，国家中医药管理局挂牌成立。其后，又积极支持组建中医药专业出版社。1989年，中国中医药出版社成立。2003年，向党中央和国务院领导写信陈述中医药学优越性和东方医学特色，建议制定保护和发展中医药的法规，同年，国务院颁布《中华人民共和国中医药条例》。

李老在担任湖北省政协常委及教科文卫体委员会副主任期间，深入基层考察调研，写了大量提案及信函建议。在湖北省第五届政协会议上，提出"请求省委、省政府批准和积极筹建'湖北省中医管理局'，以振兴我省中医药事业"等提案。2006年，湖北省中医药管理局成立。

1980年、1983年等分别向省委、省政府致信建议召开李时珍学术会议，成立李时珍研究会，开展相关研究，为在全国范围内形成纪念李时珍学术活动氛围奠定了坚实根基。

1986年李老当选为湖北省中医药学会理事长。此后，主持湖北省中医药学会工作长达二十余年。组织举行"鄂港澳台国际学术交流大会""国际传统医学大会"等各种大型中医药学术研讨会和国际学术交流会议。其间，连续数年主编有《湖北中医药信息》《中医药文化有关资料选编》等。

近年来，李老对中医药学术发展方向继续进行深入思考与研究。认为中西医学不能互相取代，只能在发展的基础上取长补短，必须努力促使西医中国化、中医现代化，先后撰写和发表了《论中医药学理论体系的构成和意义》《发扬中医药学特色和优势提高民族自信心和自豪感》《试论我国"天人合一"思想的产生及中医药文化的思想特征》《中医药学应以东方文化的面貌走向现代化》《关于中西医结合与中医药现代化的思考》《略论中医学史和发展前景》等文章。

今将李今庸先生历年写作刊印、出版和未出版的各种学术著作，集中起来编辑整理，勒成一部总集，定名为《国医大师李今庸医学全集》，予以出版，一则是彰显李老半个多世纪以来，在中医药学术上所取得的具有系统性和创造性的重要成就，二则是为中医药学的传承留下一份丰厚的学术遗产。

李今庸先生历年写作并刊印和出版的各种著作数十部，附列如下（以年代先后为序）：

《金匮讲义》，李今庸编著，原湖北中医学院中医专业本科生用教材。1959年，内部油印。

《中医学概论》，李今庸编著，原湖北中医学院中医专业本科生用教材。1959年，内部刊印。

《内科学讲义》，李今庸编著，原湖北中医学院中医专业本科生用教材。1960年1月，内部刊印。

《医经选讲义》，李今庸编著，原湖北中医学院中医专业本科生用教材。1960年，内部刊印。

《内经讲义》，李今庸编著，原湖北中医学院中医专业本科生用教材。1960年，内部刊印。

《难经选读》，李今庸编著，原湖北中医学院中医专业本科生用教材。1961年，内部刊印。

《黄帝内经素问讲义》，李今庸编著，原湖北中医学院中医专业本科生用、高级西医离职学习中医班用教材，1961年，内部刊印。

《内经》（蓝本），李今庸编著，原中医学院讲义，中医专业本科生用教材，1962年4月，内部刊印。

《金匮要略讲义》（蓝本），李今庸编著，原中医学院讲义，中医专业本科生用教材，1963年4月，内部刊印。

《金匮要略讲义》，李今庸编著，全国中医学院中医专业本科生用第二版统一教材。1963年9月，上海科学技术出版社出版。

《中医概论》，李今庸编著，原湖北中医学院中医专业本科生用教材，1965年9月，内部刊印。

《内经教学参考资料》，李今庸编著，原湖北中医学院中医专业教学参考用书。1965年12月，内部刊印。

《中医学基础》，李今庸编著，原湖北中医学院中医专业用教材。1971年，内部铅印。

《金匮要略释义》，李今庸编著，中医临床参考丛书，全国中医学院西医学习中医者、中医专业用第三版统一教材。1973年9月，上海科学技术出版社出版。

《内经选编》，李今庸编著，原湖北中医学院中医专业用教材，1973年，内部刊印。

《中医基础学》，李今庸编著，原湖北中医学院中医专业本科生用教材。1974年，内部刊印。

《内经选编》，李今庸编著，原湖北中医学院中医专业本科生及研究生前期用教材，1977年，内部刊印。

《内经选读》，李今庸主编，原湖北中医学院中医专业本科生及研究生前期用教材。1979年5月，内部刊印。

《黄帝内经选读》，李今庸主编，原湖北中医学院中医专业本科生、研究生两用教材。1982年，内部刊印。

《内经函授辅导资料》，李今庸主编，原湖北中医学院中医专业函授辅导教材。1982年，内部刊印。

《读医心得》，李今庸著，研究中医古典著作中理论部分的学术专著。1982年4月，上海科学技术出版社出版。

《中医学辩证法简论》，李今庸主编，全国中医院校教学教材参考用书。1983年1月，山西人民出版社出版。

《黄帝内经索引》，李今庸主编，原湖北中医学院中医《内经》专业教学参考用书。1983年12月，内部刊印。

《读古医书随笔》，李今庸著，运用考据学知识和方法研究古典医籍的学术专著。1984年6月，人民卫生出版社出版。

《金匮要略讲解》，李今庸著，全国高等中医函授教材。1987年5月，光明日报出版社出版，后由人民卫生出版社于2008年更名为《李今庸金匮要略讲稿》再版。

《新编黄帝内经纲目》，李今庸主编，中医内经专业研究生学位教材，以及西医学习中医者教学参考用书。1988年11月，上海科学技术出版社出版。

《奇治外用方》，李今庸编著，运用现代思想和通俗语言，对中医药古今奇治外用方治给予整理的专著。1993年1月，中国中医药出版社出版。

《湖北医学史稿》，李今庸主编，是整理和研究湖北地方医学史事的专门著作。1993年5月，湖北科学技术出版社出版。

《李今庸临床经验辑要》，李今庸著，作者集数十年临床医疗实践之学术思想和临证经验的总结专著。1998年1月，中国医药科技出版社出版。

《古代医事编注》，李今庸编著，选录了古代著名典籍笔记中关于中医药医事史料文献而编注的人文著作。1999年，内部手稿。

《中华自然疗法图解》，李今庸主编，刮痧疗法、按摩疗法、针灸疗法和天然药食疗法等中医自然疗法治病图解的专著。2001年1月，湖北科学技术出版社出版。

《中国百年百名中医临床家丛书·李今庸》，李今庸著，作者集多年临床学术经验之专著。2002年4月，中国中医药出版社出版。

《中医药学发展方向研究》，李今庸著，研究中医药学发展方向的专著。2002年9月，内部刊印。

《古医书研究》，李今庸著，继《读古医书随笔》之后，再以校勘学、训诂学、音韵学、古文字学、方言学、历史学以及古代避讳知识等，研究考证中医古典著作的学术专著。2003年4月，中国中医药出版社出版。

《中医药治疗非典型传染性肺炎》，李今庸编著，选用报刊上有关中医药治疗"非典"（严重急性呼吸综合征）的内容，集而成册。2003年8月，内部刊印。

《汉字、教育、中医药文化资料选编》（1—6编），李今庸编著，选用报刊上发表的有关文字文化、教育和中医药文化资料而汇编的专门集册。2003—2009年，内部刊印。

《舌耕馀话》，李今庸著，作者在兼任政协等多项社会职务期间，从事中医药事业的医政医事专门著作。2004年10月，中国中医药出版社出版。

《古籍录语》，李今庸编著，选录古代典籍中关于启迪思想，予人智慧，为人道德之锦句名言而编著的人文专著。2006年8月，内部刊印。

《李今庸医案医论精华》，李今庸著，作者临床验案精选和中医学术问题研究的专著。2009年4月，北京科学技术出版社出版。

《李今庸中医科学理论研究》，李今庸著，中医科学基础理论体系和基本学术思想研究的专著。2015年1月，中国中医药出版社出版。

《李今庸黄帝内经考义》，李今庸著，作者历半个世纪对《黄帝内经》疑难问题研究的学术专著。2015年1月，中国中医药出版社出版。

《李今庸临床用方集粹》，李今庸著，是收集荟萃作者数十年临床医疗经验用方的专著。2015年1月，中国中医药出版社出版。

《李今庸读古医书札记》，李今庸著，辑作者历年来在全国各地刊物上发表的关于古典医籍和古典文献的考释、考义、揭疑、析疑类文章的学术著作。2015年4月，科学出版社出版。

《李今庸特色疗法》，李今庸主编，整理和总结了具有中医学特色的穴敷疗法、艾灸疗法、拔罐疗法、耳穴贴压法等治疗病证的专著。2015年4月，科学出版社出版。

《李今庸经典医教与临床研究》，李今庸著，作者集中医经典教学和经典性临床研究的教研专著。2016年1月，科学出版社出版。

《李今庸医惑辨识与经典讲析》，李今庸著，对有关经典医籍、医学疑问的解疑辨惑及经典著作课堂讲解分析的学术专著。2016年1月，科学出版社出版。

《李今庸临床医论医话》，李今庸著，作者关于中医临床的医学论述和医语医话的学术专著。2017年3月，中国中医药出版社出版。

《李今庸中医思考·读医心得》，李今庸著，作者独立思考中医药学实质和中医药学术发展方向性研究的学术专著。2018年3月，学苑出版社出版。

《续古医书研究》，李今庸著，为《古医书研究》续笔，再以开创性的中医治经学方法继续研究中医古典著作之学术力作。

另有待出版著作（略）。

李琳　湖北中医药大学
2018 年 5 月 1 日

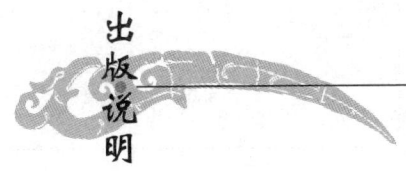

出版说明

　　本书是李今庸教授多年前从古医籍中收录的有关病证药物治疗的古方，共 4 千余首，按药物分为若干类方，它们是明矾类方，威灵仙类方，牙皂类方，葶苈类方，十枣汤类方，巴豆类方，番木鳖、木鳖子类方，斑蝥类方，胆矾类方，硇砂硼砂类方，水银轻粉类方，涎唾类方，动物屎尿类方。其中，大多数药物治疗类方中所含有的峻药、猛药、毒药，是中医药学的一个重要组成部分，古代医家认为峻猛毒药具有治疗疑难危病之功效。本书出版，一是为了给中医药临床工作者提供必要的运用方法；二是为了给中医科技工作者提供资料、思路和新的研究方向，以便更好地发掘中医药学的实际利用价值，为人类健康事业做出新贡献。

　　所选古文，如"右一味""右四味"皆改为"上一味""上四味"，即据古今排版方式不同将"右"改为"上"。书中所引《医学纲目》原文，有些行首有六角符号括注的内容，是《医学纲目》中原文行首阴刻的字，表示引用医书书名的简称。

李琳　湖北中医药大学

2024 年春

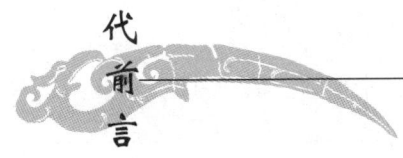

代前言

《仁斋直指方论》云：小儿急惊风，古人以其内外热炽，风气暴烈，而无所泄，故用脑麝麻黄以通其关窍，银粉巴硝以下其痰热，盖不得已而用之，其实为风热盛实者设也。世俗无见，权轻重，每见发热发搐辄用脑麝、蟾酥、铅霜、水银、轻粉、巴豆、芒硝等剂，祝之以为常。惟其不当用而轻用，或当用而过用之，是以急惊转为慢惊，吐泻胃虚，荏苒时日，惊风之所为难疗者，正坐此也。万一发热惊搐，本为伤风、伤寒、伤食、疮痘而作，误药至此，其为害岂浅鲜哉。以理观之，能用细辛、羌活、青皮、干姜、荆芥之类，以为发散，胜如脑麝；能用独活、柴胡、山栀、枳壳、大黄之类，以为通利，胜如银粉、膏硝，设或当用酌量，可用而不可无之，亦须酌量，勿可过剂。（选自《普济方·婴孩门·论脑麝银粉巴硝等不可轻用》）

目录

明矾类方 / 1

威灵仙类方 / 20

牙皂类方 / 26

葶苈类方 / 32

十枣汤类方 / 46

巴豆类方 / 64

番木鳖、木鳖子类方 / 102

斑蝥类方 / 107

胆矾类方 / 110

硇砂、硼砂类方 / 115

水银轻粉类方 / 125

涎唾类方 / 189

动物屎尿类方 / 192

明矾类方

治大人小儿风疹方。

白矾二两，末之

上一味，以酒三升，渍令消，拭上愈。

《千金翼方》卷十七第三

仓公散，主万病方。

矾石烧　皂荚炙，去皮子　雄黄研　藜芦熬

上四味，等分为散，主卒鬼、打鬼、排鬼、刺心腹痛，吐下血便，死不知人，及卧魇啮脚踵不觉者，诸恶毒气病。取药如大豆，内竹管内，吹鼻得嚏，则气通便活，未嚏更吹之，以嚏为度

《千金翼方》卷二十第一

一粒丹，治小儿水泄。

寒水石二两　枯矾一两

共为末，水和丸，如绿豆大。每服一丸，米汤下。

《万氏秘传片玉心书·秘传十三方》

治卒不得语，……又方：

矾石桂末，绵裹如枣，纳舌下，有唾出之。

《肘后备急方》卷三第二十

雨前茶：风痰痫病。

生白矾一两，细茶五钱，为末，蜜丸桐子大，一岁十丸，茶汤下，

大人五十丸。久服，痰自大便中出，断病根。

《本草纲目拾遗·木部》

经霜老茶叶：治羊癫疯，《家宝》方，用一两为末，同生明矾五钱为细末，水法丸，朱砂作衣，每服三钱，白滚汤送下，三服痊愈。

《本草纲目拾遗·木部》

治鼻中息肉，不闻香臭方：烧矾石末，以面脂和，绵裹着鼻中，数日息肉随药消落。

《千金要方》卷六上第二

治鼻中息肉，不通利，通草散方。

通草半两　矾水一两　真朱一两

上三味，末之，捻绵如枣核，取药如小豆著绵头，内鼻中，日三易之。一方有桂心细辛各一两，同前捣末和，使之。

《千金要方》卷六上第二

治男子阴肿大如升斗，核痛，人所不能疗者方。

雄黄一两，研　明矾二两，研　甘草一尺，切

上三味，以水五升，煮减半，洗之。

《千金要方》卷二十四第八

治小儿口疮，不能吮乳，……

又方：矾石如鸡子大，置醋中，涂儿足下，二七遍愈。

《千金要方》卷五下第九

治女人产后漏下及痔病下血方。

矾石一两　附子一枚

上二味为末，蜜丸如梧子大，空心酒下二丸，日三，稍加至五丸，数日瘥，能百日服之，永断。

《千金要方》卷四第三

〔《本草》〕治缠喉风，用白矾末半钱，乌鸡子清一个，二味调匀，灌入喉中，立效如神，此方活人不计数，幸毋忽。

《医学纲目》卷之十五咽喉

割甲侵肉不差方：硇砂矾石末裹之，以差为候。又方：捣鬼针草苗汁、鼠黏草根和腊月猪脂敷之。

《千金翼方》卷二十二第六

白瘤方：先极搔刮，以绳缚之，即愈。又取东向木孔中水热，刮疮上，洗之二三遍，即愈。

又方：硫黄　矾石烧

上二味，等分，末，以醋和敷止。

《千金翼方》卷二十四第五

白矾，酸咸而寒，性涩而收，燥湿追涎，化痰堕浊，解毒……

小注："以白矾、芽茶捣末，冷水服，解一切毒。"

《本草从新·卤石类·白矾》

治目中风肿痛，除热，揉眼方：矾石三两烧，令汁尽，以枣膏和如弹丸，揉眼上下，食顷，日三止。

《千金要方》卷六上第一

治目赤痛……又方：

雄黄　干姜　黄连　矾石各六铢

上四味，合治并如前方。一方加细辛六铢。

《千金要方》卷六上第一

马齿矾石，治小儿胎寒啼，惊痫腹胀，不嗜食，大便青黄，并大人虚冷内冷，或有实，不可吐下方：马齿矾一斤烧半日，以枣膏和，大人服如梧子二丸，日三，小儿以意减之，以腹内温为度，有实实去，神妙。

《千金要方》卷五下第七

治面粉滓方：上熬矾石，以清酒敷之，不过三上。一方熬汁尽为末，酒涂之，亦治猝病余，面如米粉，又去粉刺。

《普济方》卷五十一面门

治咽喉及舌生疮烂方。

白矾 熬令汁尽，二两，黄连 去须，一二分

上为末，每服一钱匕，绵裹，含化咽津，瘥。

《普济方》卷六十二咽喉门

治急喉痹，以矾石，生含咽津。

《普济方》卷六十一咽喉门

治肉蛾喉痹，用白矾半两飞过，入半碗沸汤调，通口服之，血胞随手自消，若经少时，变作血脓，难医。

《普济方》卷六十一咽喉门

治喉风

上宜白矾末半钱，鸡子清调，灌入喉，甚者，宜巴豆肉，针线穿，咽入喉牵出。

《普济方》卷六十一咽喉门

治喉闭，用生矾末吹喉中。

《普济方》卷六十一咽喉门

帐带散，治急喉闭，并喉风。用生白矾研为细末，冷水调下二钱，余家尝用之，系于帐带上，以备缓急。

《普济方》卷六十一咽喉门

治蝎毒，用溶后白矾，乘热滴伤处，痛止毒出。

《医学纲目》卷之二十通治诸般恶虫咬

〔《保》〕又方：治疮口久不收。

小椒去目,炒黑,一钱　定粉　风化硝二钱　白矾二钱半　乳香　没药各一钱

上为末，掺之。

《医学纲目》卷之十八痈疽

〔《千》〕治齿龈间津液出血不止，以矾石一两烧水三升，煮取一升，先拭齿，乃含之。

《医学纲目》卷之十七诸见血门

〔世〕治喉痹，马屁勃、白矾等分为细末，以鹅翎吹入喉中，吐痰二升愈。马屁勃味辛平。治喉闭，一握金一握，烧灰，拌白矾末炒青色为度，用簪三四根，压下舌，看喉中端的，吹入患处妙。此药一名一角荷，一名山荷叶，如川芎样生深山。诗云：一叶一枝花，深山是我家，硫黄怕我死，水银化成砂。

《医学纲目》卷之十五咽喉

〔山〕喉闭，用枯矾末吹纳喉中，急用灯盏底油脚灌下。

《医学纲目》卷之十五咽喉

〔《本》〕治疝气。青矾一两，白矾一两，各为粗末。

上用小瓦罐子一双，入二药在内，用麻皮缚紧，捣盐泥封固，以炭五斤，煅令通红，尽炭为度，取出埋地穴中，伏一宿，出火毒，醋糊为丸，如绿豆大，每服十丸，空心盐汤送下，或白汤亦可。

《医学纲目》卷之十四诸疝

〔无〕矾石散　治风湿寒，舌强不能语。枯矾、桂心各等分。

上为末，每服一钱，安舌下。

《医学纲目》卷之十七舌

治牙宣，用矾石一两，水三升，煮（取）一升，噙漱。

《卫生易简方·牙齿》

治重舌喉闭，用朴硝、白矾为末，掺入口中。

《卫生易简方·舌颊》

治齿间血出，用白矾煎汤含漱。

《卫生易简方·牙齿》

治齿痛，用白矾烧灰，露蜂房微炙，等分，水煎数沸热漱，冷即吐换。

《卫生易简方·牙齿》

凡中蛊毒……明矾，芽茶等分为末，水调服三钱

《灵验良方汇编·治中毒》

治耳聋鸣汁出，皆由肾寒，或一二十年不差方……又方：矾石少许，以生菖蒲根汁和，点入耳中。

《千金要方》卷六下第八

治鼻中息肉梁起……又方：

通草十三铢　真朱六铢　矾石　细辛各一两

上四味，末之，捻绵如枣核，沾散如小豆，并绵纳鼻中，日三取瘥。鼻中息肉，灸上星三百壮，穴在直鼻入发际一寸。又灸夹上星两旁相去三寸，各一百壮。

《千金要方》卷六上第二

治蚧蝤漏。始发于颈下，无头尾，如枣核块累，移在皮中，使人寒

热心满，此得之因喜怒哭泣，其根在心，矾石主之，白术为之佐，散方：

矾石　白术　空青　当归各二分　细辛一两　猬皮　斑蝥　枸杞　地胆各一分　干乌脑三大豆许

上十味治下筛，服方寸匕，日三，以醋浆服之。病在上侧轮卧，在下高枕卧，使药流下。

《千金要方》卷二十三第一

治九漏方。

空青　商陆　知母　狸骨　桔梗　防风　茝子　矾石　黄芩　白芷　芍药　甘草　雌黄　白术　礜石　地胆　斑蝥　雄黄各等分

上十八味末之，蜜丸，以醋服如大豆三丸，三十日知，四十日愈，六十日平复，一百日慎房室。一方为散，醋服一刀圭，日三，老小半之。

又方。

猬皮半枚　蜀椒　附子　当归　蜂房　地榆　桂心　通草　干漆　薏苡仁　牡丹　蒺藜子　漏芦一作藋芦　龙胆一作龙骨　土瓜各二分　斑蝥四分　苦参　蛇床子　大黄　雄黄　茵茹　细辛　蛇蜕皮各二分　鹳骨六分　鲮鲤甲　樗鸡各四枚　蜥蜴　蜈蚣各一枚

上二十八味治下筛，酒服五分匕，以知为度，日二服。

《千金要方》卷二十三第一

治瘰疬漏。始发于颈，有根，初苦痛，令人寒热，此得之，因新沐湿结发，汗流于颈所致。其根在肾，雌黄主之，芍药为之佐丸方：

雌黄　茯苓　芍药　续断　干地黄　空青　礜石　干姜　桔梗　蜀椒　恒山　虎肾　狸肉　乌脑　斑蝥各一分　矾石一分　附子一两

上十七味末之，蜜丸，以酒服十丸如大豆，日二。

《千金要方》卷二十三第一

治齿痛漱汤方。……又方。

川芎　细辛　防风　矾石　附子　藜芦　莽草

上七味，各等分，作末，绵裹如弹丸大，酒浸。安所患处，含之勿咽，日三。刺破极佳。

《千金要方》卷六下第六

治齿龈间津液血出不止方。……

又方：矾石一两，烧，水三升，煮取一升。先拭血，乃含之，已后不用，朽人牙根，齿落不用之可也。

《千金要方》卷六下第六

食恶肉散方：流黄　马齿矾　漆头蔄茹　丹砂　麝香　雄黄　雌黄　白矾各二分

上八味治下筛，以粉之，呒食恶肉。千金翼薄帖篇无白矾、雌黄，有藜芦。云：亦膏和传之。又处疖痈疽篇无丹砂，广济方疗痈肿脓溃疮，中有紫肉破不消，以此散呒头内蚀之。

又方：

蔄茹　矾石　雄黄　流黄各二分

《千金要方》卷二十二第二

蚀恶肉膏方。

大黄　川芎　莽草　真朱　雌黄　附子生用，各一两　白敛　矾石　黄芩　蔄茹各二两　雄黄半两

上十一味，咬咀，以猪脂一升半煎六沸，去滓。内蔄茹矾石末，搅调敷疮中，恶肉尽乃止。

《千金要方》卷二十二第二

涅石，味酸寒，主寒热洩利，白沃，阴蚀恶创，目痛，坚筋骨齿。鍊饵服之，轻身不老，增年。一名羽涅，生山谷。

《神农本草经》卷一

解诸中毒：芽茶、白矾等分，碾末，冷水调下。(《简便方》)
《本草纲目·果部四·茗》

治牙痈塞，口噤不开方。
附子大者一枚　黄连十八铢　矾石一两
上三味末之，纳管中，强开口吹之，入喉间，细细吹之。
《千金要方》卷六下第六

治舌强不得语方。
矾石　桂心
上二味等分，末之，安舌下，立瘥。
《千金要方》卷六上第四

吸散，治寒冷咳嗽，上气，胸满，唾脓血。
钟乳七星散方：
钟乳　矾石　款冬花　桂心各等分
上四味，治下筛，作如大豆七，聚七星形。以小筒吸取，酒送之。先食服之，日三，不知，加之。数试大验，又云临井吸服之。
《千金要方》卷十八第五

治小儿口疮，不能取乳方，……
又方取矾石如鸡子大，置醋中，研涂儿足下三七遍，立愈。
《千金翼方》卷十一第二

〔丹〕治痫疾。
川芎二两　防风　猪牙皂角　郁金　明矾各一两　蜈蚣一条
上细末，蒸饼丸，如梧子大，空心清茶下十五丸，一日除根。
《医学纲目》卷之十一眩

大黄龙丸

治中暑眩晕，昏不知人，或身热恶寒，头痛，状如伤寒；或往来寒热，渴甚，呕吐泄泻。常服去暑毒，分阴阳。

硫黄　硝石各一两　雄黄透明者　白矾　滑石各半两　寒食麦四两

上为末，滴水为丸，如桐子大。每服五丸至七丸，加至二十丸，新汲水下。昏塞不知人，则以井水开口灌之。中暑忌冷，此药以冷水下之，乃热因寒用。

《医学纲目》卷三十七卒中暴厥

〔无〕矾石丸

治五癫百痫，无问阴阳冷热。

虎丹　晋矾各一两

上用专凿一窠，可容二两许，先安丹在下，次安矾在上，以炭五斤，炽令炭尽，取出细研，以不经水猪心血为丸，如绿豆大。每服十丸至二十丸，橘皮汤下。

《医学纲目》卷之十一眩

〔罗〕开关散

治喉风气息不通。

白僵蚕炒一两　枯白　矾石各等分

上为细末，每服三钱，生姜蜜水调下，细细服之。

《医学纲目》卷之十五咽喉

又方黄矾丸　服过一两已上，无不取效，最止疼痛，不伤脏腑，活人不可胜数。

白矾一两　黄蜡半两

上和丸，如桐子大。每服十丸，渐加至五十丸，温酒送下。如未破已消，已破即合，一日服百粒，则有效。

《医学纲目》卷之十八痈疽

治少小热痢不止，栀子丸方。

栀子七枚　黄檗三分　黄连五分　矾石四分　大枣四枚，炙令黑

上五味末之，蜜丸如小豆大。服五丸，日三夜二服，不知，稍加，至十丸。

《千金要方》卷十五下第十

治妇人遗尿不知出时方，……

又方：矾石　牡蛎各二两

上二味，治下筛，酒服方寸匕，亦治丈夫。

《千金要方》卷二第四

治热吐，槐花散。

皂角（去皮，烧令烟绝）　白矾（熬）　槐花（炒黄黑色）　甘草（炙）

上四味等分，为末，每服二钱，白汤调下。

《普济本事方·翻胃呕吐霍乱》

〔《大》〕治产后遗尿……

又方：明矾（枯），牡蛎（煅）。

上等分为末，酒服方寸匕，日三。男女同治。

《医学纲目·遗尿》

治胸中有痰瘀癖气者，用白矾一两，水二升，煮取一升，入蜜一合，更煮少时，温顿服。须臾即吐，如未吐，再以热水一盏，即便吐。

《卫生易简方·痰饮》

治卒中风，不省人事痰壅，用白矾二钱为末，生姜自然汁调，掰开口灌下，化痰或吐即醒。

《卫生易简方·诸风》

〔世〕心痛　枯矾　辰砂少许，每半钱，人参汤调下。一方，用白矾、辰砂二味研，好醋调服效。又方，用白矾为细末，每服一钱，茶

调下。

《医学纲目》卷之十六心痛

治虚损小便白浊，梦泄方：韭子　菟丝子　车前子各一升　附子　芎䓖各二两　当归　矾石各一两　桂心一两

上八味末之，蜜丸如梧子大，酒服五丸，日三。

《千金要方》卷十九第四

治溺血方：戎盐六分　甘草　蒲黄　鹿角胶　芍药各二两　矾石三两　大枣十枚。

上七味哎咀，以水九升，煮取二升，分三服。

《千金要方》卷二十一第三

〔《本》〕治肠风

五倍子　白矾各五钱

上为末，顺流水丸如桐子大。每服七丸，米饮下，忌酒。

《医学纲目》卷之十七诸见血门

痰疾癫狂，……

又方：真郁金七两，白矾三两，薄荷水为丸，朱砂为衣，如梧子大，每早服一次，开水下。有妇人疯癫十余年，服至四十五日，心间如有物脱去，再服数十日而愈。以郁金入心去恶血，白矾化顽痰，朱砂安神故也。愈后须用天王补心丹加减调治，以免后患。

《验方新编·痰疾》

治喘化痰，用猪蹄甲四十九个，洗净控干，每个甲内半夏、明矾末各一字，入罐内，封闭，勿令烟出，火煅通赤，去火细研，入麝香一钱匕，共研匀。凡喘咳嗽，用糯米饮调一钱下，小儿半钱，至妙。

《卫生易简方·喘急》

痰气结胸，真银朱（净）五钱，明矾一两，同研，用熨斗盛火，瓦器盛药，融化，急刮搓丸。每服一钱，好茶入姜汁，服之心上隐隐有声，结胸自散，不动脏腑，不伤真气。明矾化痰，银朱破积故也。

《验方新编·痰疾》

治齇鼻，鼻中息肉，不得息方。
矾石六铢　藜芦六铢　瓜蒂二七枚　附子十一铢
上四味，各捣筛，合和，以小竹管吹药如小豆许于鼻孔中，以绵絮塞鼻中，日再，以愈为度。《古今录验》葶苈半两

《千金要方》卷六上第二

贴药方
治眼肿痛。用生姜自然汁，调飞过白矾，贴眼胞上，痛即止。

《普济方》卷七十六眼目门

治痞……又方：雄黄、白矾各一两，为末，面糊调膏，摊布上贴之，俟大便胀满而极多者，即愈。此秘法也。

《验方新编·痞积》

〔孙〕治悬痈垂长，咽中妨闷，白矾一两烧灰，盐花一两，二味细研，以箸头点药在上。

《医学纲目》卷之十五咽喉

〔《精》〕生肌散。
寒水石锉　滑石　乌鱼骨　龙骨各一两　淀粉　密陀僧　白矾灰　干胭脂各半两
上为细末，干渗，用之。

《医学纲目》卷之十八痈疽

治男子阴肿大如升斗，核痛，人所不能疗者方。

雄黄一两，研　矾石二两，研　甘草一尺，切

上三味，以水五升，煮减半，洗之。《集验方》无矾石，只二味。

《千金要方》卷二十四第八

〔《简》〕治毒蛇、射工、沙虱等物伤着人，眼黑口噤，手足强直，毒气入腹。

白矾　甘草等分

上为细末，每服二钱，冷水调下。

《医学纲目》卷之二十通治诸般恶虫咬

胞衣不下……

又方：明矾三分研末，开水冲服，立下。

《验方新编·妇人科·种子门》

治咽喉肿痛，出海上名方：生甘草　生白矾。

上等分为末，每服半钱，入口中咽下，亦治喉闭，立效。

《普济方》卷六十三咽喉门

治一切风痰，眩晕，癫痫，久而不愈者，白矾一两，细茶叶五钱，为末，炼蜜为丸，梧子大，食送姜汤下，五十丸，久服，痰自大便出。

《验方新编·痰疾》

〔《本》〕治脚汗

白矾　干葛各等分

上二味为末，每半两，水三碗，煎十数沸洗，逐日一次，洗三五日自然无。

《医学纲目》卷之十七汗

治重舌，用生白矾，黄丹飞过，五倍子，等分为末，蜜调涂舌上，少顷以水漱之，再涂，以瘥为度。

《卫生易简方·舌颊》

葛氏疗身体及腋下狐臭方……又方：烧好矾石，作末，绢囊贮，常以粉腋下。又用马齿矾石，烧令汁尽，粉之，即差。

《肘后备急方》卷六第五十二

治面䵟黯方。

矾石_烧　硫黄　白附子_{各一两}

上三味，细研，以大醋一盏浸之一宿，净洗面涂之，慎风。

《千金翼方》卷五第五

下部痒如虫行方。

真朱砂_{一铢}　矾石_{二分，烧}　芎䓖_{一两}

上三味，捣末，绵裹，纳下部中。

《千金翼方》卷二十四第六

治白癜方。矾石　硫黄

上二味，各等分，为末，醋和，敷之。

《千金要方》卷二十三第四

禹余粮丸　治妇人产后积冷坚癖方。

禹余粮　乌贼骨　吴茱萸　桂心　蜀椒_{各二两半}　当归　白术　细辛　干地黄　人参　芍药　芎䓖　前胡_{各一两六铢}　干姜_{三两}　矾石_{六铢}　白薇　紫菀　黄芩_{各十八铢}　䗪虫_{一两}

上十九味为末，蜜和丸，如梧子。空心酒若饮下二十丸，日二，不知则加之。

《千金要方》卷四第二

治恶疮，或有小虫。

胆矾_{一钱}　龙骨_{二钱半}　轻粉_{一钱}　虎骨　白矾_{各二钱半}　麝香_{五分}　乳香_{一钱}　硇砂_{二钱}　脑子_{一字}　土蜂房_{二钱}　露蜂房_{二钱半}　雄黄_{二钱}

上细末，刺破，盐水洗，看紧慢上药，神效。

《医学纲目》卷之二十丹熛瘟疹

碧霞丹出全婴方。

治小儿急中卒风，牙关紧急，不省人事。

石绿一两　胆矾半两　白矾　轻粉各一钱

上为末，面糊丸，如鸡头大。五岁一丸，生油化下，吐涎立效。

《普济方·婴孩惊风门·急惊风》

〔丹〕腋气神效方。

密陀僧一两　白矾七钱　硇砂少许　麝香少许

上为细末，先用皂角煎汤洗，后敷上。

《医学纲目》卷之十四诸疝

割甲侵肉不差方。

硇砂、矾石末裹之，以瘥为候。

《千金要方》卷二十二第六

稀涎汤　治风痰不下，喉中如牵锯，或中湿肿满。

皂角一个　大半夏十四枚　炙甘草一钱　白矾二钱

为末，每服一钱，用生姜少许，冲温水灌之，得吐痰涎即醒。此夺门之兵也，凡初中时，宜用之。

《时方歌括·宣可决壅》

治痰嗽，用白矾一两，人参半两，巴豆十粒去皮油。

为末，醋糊丸如桐子大，豆粉为衣。每服三五丸，临卧姜汤下。

《卫生易简方·咳嗽》

〔《局》〕妙香丸丹溪云：疏决肠胃，利伏木火之剂。

辰砂水飞，八两　龙脑　腻粉研　麝香研各八两　牛黄半两　金箔九十片，研　巴豆三百五十粒，去皮，心膜炒热，研泥，去油。

上合研匀，用净黄蜡六两，入白矾七钱半，同炼蜜匀为丸。每两作三十丸，米饮吞下。如要药速行，即用针刺一眼，入冷水少时服之。

《医学纲目》卷之五治发热

治急中风，口闭涎上，欲垂死者，一服即瘥。

江子二粒，去皮膜　　白矾如拇指大一块，为末

将上二味，于新瓦上煅，令江子焦赤为度，为末，炼蜜丸，如鸡豆大。每服一丸，用绵裹放患人口中近喉处，良久吐痰立愈。

《医学纲目》卷之十中风

《少林痔秘方集锦·内科杂病验方》（此非古籍，1986年出版）

〔罗〕八毒赤散

治男子妇人染着神鬼，谓之鬼疰病。

雄黄　　矾石　　朱砂　　牡丹皮　　附子炮　　藜芦　　巴豆各一两　　蜈蚣一条

上八味，为细末，炼蜜为丸，如小豆大。每服十丸，冷水送下无时。

《医学纲目》卷之十六谵妄

白矾散，出卫生宝鉴方，治缠喉风、急喉痹。

白矾三钱　　巴豆三个，去壳，分作六片

上用矾，于铫内熬化为水，入巴豆在内候干，去巴豆，取矾研末，以竹管吹入喉中，立愈。本事方去巴豆，用乌鸡子清调矾，灌入喉中。

《普济方》卷六十一咽喉门

治急喉闭并喉风出海上方

白矾一块，用刀头炼沸，或铫内慢火熬化，入巴豆肉七粒，再熬数沸，撩去巴豆为末，角管收藏，勿令气走。临用时笔管挑药吹入喉中，即破。

《普济方》卷六十一咽喉门

牙硝散，治喉痹，及喉咽肿痛闭塞。

又方：用白矾一钱，瓷碟内溶成汁，入巴豆二粒在上，候矾枯、巴豆焦为度，作末，蜜和丸如鸡头大，姜汤调服，良久，吐痰立出。

《普济方》卷六十一咽喉门

治锁喉瘴，又名朴蛇瘴。（项大肿痛连喉）

又方：用白矾一两，巴豆去壳二十一个。白矾入铫内滚数沸，矾化开，豆色黄黑，顿冷，去豆碾末，用笔管吹入喉内，即愈。

《普济方》卷六十一咽喉门

治腑寒咽闭，六脉微弱。

又方：白矾一两，上入巴豆二十一粒，捶碎去壳，同煅矾枯，去巴豆为末，一字吹入喉中。

《普济方》卷六十一咽喉门

治喉痹，及咽喉生疮吞咽不下。

上用白矾一小块为末，安住在铁香匙上，中间作一井，入去壳好巴豆一粒，同煮候矾干，巴豆热，研成细末，新汲水调下一字，若未瘥再服。

《普济方》卷六十一咽喉门

治咽喉肿痛。

又方：白矾三钱　巴豆三个，去壳

同炒候矾枯，去巴豆，只研矾为末，调灌，或点入喉中。

《普济方》卷六十三咽喉门

朱砂丸，治中风痰涎壅盛。

南星　白矾生用　巴豆去油　杏仁炒，别研　赭石　朱砂　半夏各等分

上为末，面糊为丸，如粟壳人，朱砂为衣，每服二十丸，葱白薄荷汤下。

《普济方》婴孩诸风门中风

绛雪散

治大人小儿，咽喉肿痛，气息难通。

硼砂少许　白矾如皂子大　马牙硝三分　硝石四两　黄丹半两　巴豆六枚

上粗瓷瓦罐一个，先煨令热，后次第渐渐下药，巴豆逐个打破，候

有火焰尽，更入一个，续入蛇蜕皮一条，谓之七擒，以火养成汁，候结硬乃成也。每用少许，竹筒子吹在患处。忌鸡犬妇人见。唯腊月合之。

《普济方·婴孩唇舌口齿咽喉门·咽喉等疾》

威灵仙类方

《经验方》治腰脚痛。

威灵仙一升，洗，干，好酒浸七日，为末，面糊丸，桐子大，以浸药酒，下二十丸。

《肘后备急方》卷四第三十二"附方"

《枫窗小牍》记东坡一帖，录足疾方，用威灵仙、牛膝二味为末，蜜丸，空心服，神效。

《香祖笔记》卷九

威灵仙，宣，行气祛风。辛泄气，咸泄水，气温属木，其性善走，能宣疏五脏，通行十二经络，治中风，痛风，头风顽痹，癥瘕积聚，痰水宿脓，黄疸浮肿，大小肠秘，风湿痰气，一切冷痛，性极快利，积疴不痊者，服之有捷效，治诸骨哽颇验……

自注："歌云'铁脚威灵仙，砂糖和酒煎，一口吞下去，铁剑软如绵'。"

《本草从新·蔓草类·威灵仙》

威灵仙根，苦温无毒，治诸风，宣通五脏，去腹中冷滞，心膈痰水，久积癥瘕，痃癖气块，膀胱宿脓恶水，腰膝冷疼，及疗折伤，久服无温疫疟（开宝）。

《本草纲目·草部·蔓草类·威灵仙》

治中风不语，手足不随，口眼㖞斜，鼻流清涕，头旋目眩，言语涩滞，心胸痰积，口中涎水，手足顽痹，腰膝疼痛，久立不得，头痛尤甚，攻耳成脓而聋；又冲眼赤及骨节风，绕腕风、肾脏风、胎风、头风、暗风、心风、大风、白癜风，并膈气冷热诸气等症，并皆治之，用威灵仙一味，冬三月丙丁戊巳日采，洗净，焙干，为末，好酒和，令微湿，入竹筒内，牢塞口，九蒸九曝；如干，添酒重洒之，以白饭和捣为丸，如桐子大。如服二十丸至三十丸，温酒下。

《卫生易简方·诸风》

治中风不语，手足不随，口眼㖞斜，鼻流清涕，头旋目眩，言语涩滞，心胸痰积，口中涎水，手足顽痹，腰膝疼痛，久立不得，头痛尤甚，攻耳成脓而聋；又冲眼赤及骨节风，绕腕风、肾藏风、胎风、头风、暗风、心风、大风、白癜风，并膈气冷热诸气等疟，并皆治之……又方：但用威灵仙，阴干为末。每日空心温酒调二钱匕服，可渐加至六钱匕，利过两行则减之，病除乃停服。其性甚善，不触诸药，但恶茶及面汤，可煎甘草栀子汤代饮。盖此草生时比众草先采，以不闻水声者良。

《卫生易简方·诸风》

治腰脚痛，用威灵仙末，空心温酒调下一钱匕，逐日以微利为度。

《卫生易简方·腰胁痛》

治腰脚痛……又方：用威灵仙一斤洗干，好酒浸七日为末，面糊丸如桐子大，每服以药酒下二十丸。

《卫生易简方·腰胁痛》

治疝气腰疼风冷，手足顽麻，用威灵仙四两，当归、肉桂各二两，为末，酒糊丸如桐子大。每服二三十丸，空心酒煎茴香汤下。若妇人红花煎酒下。

《卫生易简方·疝气》

治肾脏风壅积，腰膝沉重，用威灵仙末，蜜丸如桐子大。初服温酒下八十丸，平明微利恶物如青脓、桃胶，即是风毒积滞也；如未动，夜再服一百丸取下，吃粥补之。

《卫生易简方·疝气》

治一切风疾浑身瘙痒，用胡麻、威灵仙、何首乌、苦参、甘草、石菖蒲等分为末。每服三钱，酒调下。

《卫生易简方·诸风》

〔《本》〕治盗汗。

威灵仙 甘草各半钱

水煎服。

《医学纲目》卷之十七汗

治口角流涎不止，口眼㖞斜，手足痿软；……通天愈风汤：

人参一钱 威灵仙去芦，半钱 南星汤泡 贝母去心，各一钱 连翘 防风去芦，各五分 瓜蒌仁十五粒 白术一钱半 桔梗三钱 甘草 荆芥穗各五分 生姜三片

上水一钟半，煎七分，去渣，入荆沥一呷，姜汁些少，半饥时服，吞下清心导痰丸五十粒，日一服。

《医学纲目》卷之十七舌

治中风入肝脾经，四肢不遂，舌强语塞，竹沥汤。

威灵仙 附子 桔梗 防风 蔓荆子 枳壳 川芎 当归各等分

上为粗末，每服四钱，水一盏，竹沥半盏，生姜四片，同煎至八分，去渣温服，日三四，忌茗。

《医学纲目》卷之十中风

治久风邪入肝脾二经，言语不转，防己汤。

汉防己 防风 桂心 附子各半两 威灵仙三钱 麻黄半两

上为粗末,每服四钱,水一盏,引子半盏,煎七分,去渣温服,日三四。引子用竹沥、荆沥、地黄汁各一盏,生姜汁拌匀用之。

《医学纲目》卷之十中风

〔丹〕控涎散

治身及胁走痛,痰挟死血,加桃仁泥丸,治走注疼痛。

威灵仙一钱　川芎七钱　栀子炒,一钱　当归一钱　肉桂一分　苍术一钱　桃仁七个　甘草五分

上用生姜五片,水二盏,煎半干,入童子便半盏,竹沥半盏,沸热服,忌肉面鸡。

《医学纲目》卷之十二诸痹

〔罗〕活血应痛丸　治湿客于肾经,血脉凝滞,腰背肿疼,不能转侧,皮肤不仁,遍身麻木,上攻头目虚肿,耳内常鸣,下注脚膝重痛少力,行履艰难,项背拘急,不得舒畅。常服和血脉,壮筋骨,使气脉宣通

狗脊去毛,六两　苍术泔浸一宿,十两　香附炒,十二两　陈皮九两　没药一两二钱　草乌二两半,炮　威灵仙三两

上为细末,酒煮面糊为丸,如桐子大,每服十五丸,温酒或热汤送下,不拘时候,久服。忌桃李雀鸽诸血物。

《医学纲目》卷之十二诸痹

〔丹〕治臂痛。

半夏一钱　陈皮半钱　茯苓五分　苍术二钱　威灵仙三分　酒芩一钱　白术一钱　南星一钱　香附一钱　甘草少许

《医学纲目》卷之十二诸痹

〔罗〕结阴丹,治肠风下血,脏毒下血,诸大便血疾。

枳壳麸炒　威灵仙　黄芪　陈皮去白　椿根白皮　何首乌　荆芥穗各半两

上为末，酒糊丸如桐子大，每服五七十丸，陈米饮入醋少许煎过，放温送下。

《医学纲目》卷之十七诸见血门

治肠风泻血，久不止，玉屑丸：

槐根白皮，去粗皮　苦楝根去皮，各三两　椿根白皮四两，三味于九日后二日前取，软者晒干　天南星　半夏各半两，并生用　威灵仙一两　寒食麦三两

上为末，滴水丸如桐子大，每服三十丸，以水一盏，煎沸下丸子，煮令浮，以匙抄起，温温送下不嚼，空心食煎服。

《医学纲目》卷之十七诸见血门

《分甘馀话》又云："枫窗小牍载东坡一帖，云足疾用威灵仙、牛膝二味，为细末蜜丸，空心服。此方有奇验，凡肿病，拘挛皆可愈，久服有走及奔马之效。二物当等分，酒及熟水皆可下，独忌茶耳。威灵仙难得真者，必味极苦而色紫黑，如胡黄连之状，且脆而不韧，折之有细尘起，向明视之，断处有黑白晕，俗谓之鸲鹆眼。"

《浪迹丛谈·居易录分甘馀话各方》

加减地仙丹　治风冷邪湿，留滞下焦，足膝拘挛，肿满疼痛，不能步履。

地龙炒，去土　五灵脂去石　乌药　白胶香别研　椒红炒，去汗　威灵仙　木瓜去瓤　赤小豆炒　黑豆炒，去皮　天仙藤　川乌炮，去皮　五加皮　苍术泔水浸，去黑皮，炒　木鳖子去壳油

上等分，为细末，酒糊为丸，如桐子大。每服七十丸，空心，用盐酒盐汤任下。

《济生方·脚气》

〔世〕治痛风

草乌四两，去尖　木鳖子三两，去壳　自然铜一两，煅　香白芷三两　没药二两，另研　南星二两　威灵仙二两　地龙三两

糊为丸，每服十五粒。

《医学纲目》卷之十二诸痹

定痛接骨紫金丹

麝香　没药　红娘子各一钱半　乌药二钱半　地龙去土,二钱半　川乌　草乌炮,各一两　五灵脂去皮,半两　木鳖子去壳,半两　茴香二钱半　黑牵牛生用,五分　骨碎补　威灵仙　金毛狗脊　防风去芦　自然铜醋淬七次,各五钱　禹余粮四钱,碎　陈皮　青皮各二钱半

上为细末，醋糊为丸，如梧子大。每服十九丸至二十丸，温酒送。病上食后，病下食前服。

《医学纲目》卷之二十跌扑伤损

牙皂类方

咳逆上气，时时吐唾浊，但坐不得眠，皂荚丸主之。
皂荚丸方：皂荚丸八两，刮去皮，用酥炙。
上一味，末之，蜜丸梧子大，以枣膏和汤服三丸，日三夜一服。

《金匮要略·肺痿肺痈咳嗽上气病脉证治第七》

治痰及一切头风，用猪牙皂角炮、延胡索各一钱，青黛半钱，为末，滴水丸如桐子大，捏作饼子，晒干。每日一饼，新水化开，男左女右，仰面，以芦筒鼻内灌之，口咬铜钱一十五文，其涎便出，头风更不再发。

《卫生易简方·痰饮》

治痰壅胸痞气矮，用黑牵牛一斤取头末四两，皂角去皮弦酥炙黄去子一两六钱，生白矾一两二钱，为末，水丸如桐子大。每服三、五十丸，空心温酒送下，五日十日一服，轻者半月一日一服，久服永无瘫痪之疾。

《卫生易简方·痰饮》

治中风口噤不开，涎潮，用皂角一挺，去皮，涂猪脂，炙黄为末，每服一钱匕，温酒调服；如气实脉盛，服二钱匕；若牙关不开，用白梅揩齿，口开即灌药，吐出风涎即差。

《卫生易简方·诸风》

治鼻齆方……又方：炙皂荚，末之，如小豆，以竹管吹鼻中。

《千金要方》卷六上第二

治卒中风昏昏若醉，四肢不收，口角涎出，用肥实不蛀猪牙皂角四挺，光明晋矾一两，共为末。每服半钱，重者三字匕，温水调灌下，令涎出一二升，当时惺惺，用之累效。

《卫生易简方·诸风》

治卒中风口㖞，用皂角五两，去皮、子，为末，以陈醋和，右㖞涂左，左㖞涂右，干更敷之。

《卫气易简方·诸风》

治中风左瘫右痪，口眼㖞斜，用槐实子麸炒黄，猪牙皂角酥炙黄，去子，甘菊花炒，荆芥穗生用，为末，炼蜜丸如弹子大。每服一丸，细嚼，茶清送下，微汗出为验。汗后体热者，嚼甘草解之。

《卫气易简方·诸风》

治寒湿气疼痛，用生姜汁半碗，米醋一盏，水胶四两，熬稠，入肉桂、花椒、皂角末各一两，搅成膏，以绢摊贴患处。

《卫气易简方·诸湿》

全真丸　治脾脏积热，洗涤肠垢，润利燥涩，风毒攻经，手足浮肿，或顽痹不仁，痰涎不利，涕唾稠黏，胸膈痞塞，脐腹胀满，饮食减少，困倦无力，凡所内伤，并宜服之。

黑牵牛八两，燥火炒四两，生用四两，同取头末四两　大黄二两　米泔浸三日，逐日换泔，取出切，焙干，细为末

上以皂角二两，轻手揉去皮子，水一大碗，浸一宿，入萝卜一两，切作片子，同皂角一处熬至半碗，去渣再熬至二盏，搜和上件药末，干湿得所，丸如桐子大。每服三十丸，诸饮下，不拘时候。金宣宗敕赐名保安丸。

《医学纲目》卷之四治虚实法

〔子和〕稀涎散。

猪牙皂角不蛀者，去皮弦，一两　　绿矾五钱　　藜芦半两

上为细末，每服半钱，或一二钱，干开牙关，浆水调灌之。

《医学纲目》卷之四治上下法

〔《本》〕治中风忽然昏倒若醉，形体昏闷，四肢不收，风涎潮于上，膈气闭不通，宜救急稀涎散。

猪牙皂角四挺，肥实不蛀者，去黑皮　　晋矾光明者，一两

上为细末，研匀，轻者五分，重者三字匕，温水调灌下。不大呕吐，但微微令涎出一二升，便得醒，醒后缓缓调治，不可便大投药饵，恐过伤人。

《医学纲目》卷之十中风

治中风同前症，胜金丸。

生薄荷半两　　猪牙皂角二两，槌碎，水一升，二味一处，浸取汁研成膏　　瓜蒂末，一两　　藜芦二两　　朱砂半两、研

上将朱砂末二分，与二味末研匀，用膏子搜和丸，如龙眼大，以朱砂为衣，温酒化下一丸，甚则二丸，以吐为度，得吐即醒，不醒者不可治。《必用方》论中风无吐法，引金虎碧霞为戒，且如卒暴涎生，声如引锯，牙关紧急，气闭不行，汤药不能入，命在须臾者，执以无吐法，可乎？但不当用银粉药，恐损脾坏人四肢尔。予以此二方，每每有验。（罗谦甫方，有粉霜铅粉，无藜芦，治法同）。

《医学纲目》卷之十中风

〔世〕治中风大便秘者，用不蛀皂角烧灰为细末，每服一钱，米饮调下。

《医学纲目》卷之十中风

〔《简》〕治中风口噤，涎潮壅塞，吐涎方：用皂角一挺，去皮，涂猪脂，炙黄为末，每服一钱匕，非时温酒服。如气实脉盛，调二钱匕。如牙不开，用白梅揩齿，口开即灌药，吐出风涎瘥。

《医学纲目》卷之十中风

〔《山》〕缠喉风，皂角揉水灌下，得吐愈。

《医学纲目》卷之十五咽喉

〔丹〕治喉痹风热方……又方：猪牙皂角，和霜梅为末噙之。

《医学纲目》卷之十五咽喉

治咳嗽，胸胁支满，多唾上气方……又方：

酒一升半，浸肥皂荚两挺，经宿煮取半升，分三服，七日忌如药法。若吐多，以醋饭三四口止之。

又方：白糖_{五合}　皂荚末，_{方寸匕}。

上二味，先微暖糖令消，纳皂荚末，合和相得，先食服如小豆二丸。

《千金要方》卷十八第五

〔罗〕内消丸　治疮肿初生，及瘰疬结核，热毒郁滞，服之内消。

薄荷叶　皂角_{不蛀者，水煮至软，各半斤，煎膏}　牵牛_{半斤，取头末}　青皮　陈皮_{各一两}　沉香_{半两}　莪术_炮　京三棱_{炮，各三钱}

上为末，入牵牛头末，用煎膏和丸，如绿豆大。每服三十丸，煎连翘汤送下，食后。

《医学纲目·卷之十八·痈疽》

治鼻塞，常有清涕出方。

细辛　蜀椒　干姜　芎䓖　吴茱萸　附子_{各十八铢}　桂心_{一两}　皂荚屑_{半两}　猪膏_{一升}

上九味，㕮咀，以绵裹，苦酒渍一宿，取猪膏煎，以附子色黄为度，去滓，绵裹纳鼻孔中，并摩鼻上。

涕出不止，灸鼻两孔与柱齐七壮。

《千金要方》卷六上第二

皂角，味辛咸温有小毒，主风痹死肌邪气，风头泪出，利九窍杀精物，疗腹胀蒲消谷除咳嗽囊结，妇人胞不落，明目益精。可为沐药，不入汤。生雍州川谷及鲁邹县，如猪牙者良，九月十月采荚阴干。

《翼方·本草中·木部下品》

治咳嗽，胸胁支满，多唾上气方……又方：

白糖五合　皂荚末方寸匕

上二味，先微暖糖令消，纳皂荚末和合相得，先食服如小豆二丸。

《千金要方》·卷十八第五

救生散。

猪牙皂角略炮　南星生　半夏生　川乌炮　草乌炮　天麻炮　羌活　荆芥穗　防风去芦　僵蚕炒　北细辛去土　全蝎　北薄荷少用

上为细末，入麝香雄黄末拌匀，厚纸收用。搐鼻用竹管盛药，吹入鼻中。重者加圣散子。开关用生姜汁调擦牙关。重者加夺命丹。

《普济方·婴孩惊风门·一切惊风》

桔梗丸，主诸疰万病，毒疰，鬼疰，食疰，冷疰，淡饮，宿食不消，并酒澼方。

藜芦二两熬　皂荚二两，炙，去皮子　巴豆仁二两，熬　桔梗二两　附子二两炮，去皮

上五味，末之，蜜和捣万杵，欲服，宿勿食，旦服两丸如梧子。仰卧勿眠至食时，若膈上吐，膈下利，去恶物如蝌蚪虾蟆了；或长一尺二尺，下后大虚，作羹补之，三四日将养，病不尽，更服如初。

《千金翼方》卷二十第一

十疰丸，主十种疰，气疰，劳疰，鬼疰，冷疰，生人疰，死人疰，尸疰，食疰，水疰，土疰，等方。

雄黄　巴豆各二两　人参　甘草　细辛一作藁本　桔梗　附子　皂荚　蜀椒　麦门冬各一两

上十味末之，蜜丸，空腹服如梧子大五丸，日二，稍加，以知为度。

《千金要方》卷十七第八

乌犀角膏　治咽喉肿重，及一切结喉、烂喉、遁尸、缠喉、痹喉、急喉、飞丝入喉、重舌、木舌等证。

皂荚两条，子捶碎，用水三升浸一时久，滤汁去滓，入瓦器内熬成膏　好酒一合　焰硝　百草霜研，一钱，同皂角膏搅匀令稠　人参一钱为末　硼砂　白霜梅各少许，并研入膏中

上拌和前药，用鹅毛点少许于喉中，以出尽顽涎为度，却嚼甘草二寸，咽汁吞津。若木舌，先以粗布蘸水，揩舌冷，次用生姜片擦之，然后用药。

《医学纲目》卷之十五咽喉

观音救苦膏　治百病，用布摊贴。

大黄　甘遂研末　木鳖研　蓖麻子研,各二两　生地　川乌　草乌　三棱　莪术各一钱　巴豆研　羌活　黄柏　麻黄　皂角　肉桂　枳实　真红芽大戟　白芷各八钱　香附　芫花　厚朴　杏仁研　穿山甲　防风　天花粉　独活　全蝎　槟榔　桃仁研　细辛研　五倍子　玄参各七钱　蛇蜕　黄连各五钱　当归一两五钱　蜈蚣十条

上药合三十六天罡之数，预先斋戒，将麻油五六斤，浸五日后，用火熬，用柳枝搅匀，熬至滴水成珠，再加水飞黄丹二斤四两，密陀僧四两，不老不嫩，收入瓷罐，放水中拔尽火气，听用。……

《验方新编·内外备用诸方》

葶苈类方

治水肿方：葶苈子六两、生用　桂心二两
上二味，捣筛为末，炼蜜如丸如梧子。饮服十丸，日二。慎如前法，忌口味。

　　　　　　　　　　　　《千金翼方》卷十九第三

风头沐汤方……又方：葶苈子煮，沐；不过三四度，愈。

　　　　　　　　　　　　《千金要方》卷十三第八

治腹中积瘕方：葶苈子一升熬，酒五升，浸七日。服三合，日三。

　　　　　　　　　　　　《千金要方》卷十一第五

治黄疸，大黄丸方：大黄　葶苈子各二两
上二味，末之，蜜和丸如梧子。未食服十丸，日三，病瘥止。

　　　　　　　　　　　　《千金要方》卷十第五

治大腹水肿，气息不通，命在旦夕者，方：
牛黄二分　昆布　海藻各十分　牵牛子　桂心各八分　葶苈子六分　椒目三分
上七味，末之，别捣葶苈如膏，合和，丸之如梧子。饮服十丸，日二，稍加，小便利为度，大良。正观九年，汉阳王患水，医所不治，余处此方，日夜尿一二斗，五六日即瘥，瘥后有他犯，因尔殂矣。计此即是神方。《崔氏》云：蜜和为丸，蜜汤服。

　　　　　　　　　　　　《千金要方》卷二十一第四

治小便不利，茎中疼痛，小腹急痛方。

通草　茯苓各三两　葶苈二两

上三味，治下筛，以水服方寸匕，日三服。

《千金要方》卷二十一第二

大戟去水，葶苈愈胀，用之不节，乃反为病。

《淮南子·缪称训》

治卒癫疾……又方：

取葶苈一升，捣三千杵，取白犬倒悬之，以杖犬，令血出，承取以和葶苈末，服如麻子大一丸，三服取差。

《肘后备急方》卷三第十七

凡身重不得食，食无味，心下虚满，时时欲下，喜卧者，皆针胃管太仓，服建中汤及服此平胃丸方：建中汤方出第十九卷中

杏仁五十枚　丹参三两　苦参　葶苈　玄参各二两　芎䓖　桂心各一两

上七味末之，蜜丸如梧子。酒服五丸，日三，以知为度。

《千金要方》卷十五上第二

治肺痈，胸胁胀，一身面目浮肿，鼻塞清涕出，不闻香臭，咳逆上气，喘鸣迫塞，葶苈大枣泻肺汤主之。用前方，先服小青龙汤一剂，乃进之。小青龙汤方出第十八卷咳嗽篇中。

《千金要方》卷十七第七

支饮不得息，葶苈大枣泻肺汤主之。

《金匮要略·痰饮咳嗽病脉证并治第十二》

肺痈，喘不得卧，葶苈大枣泻肺汤主之。葶苈大枣泻肺汤方：葶苈熬令黄色，捣丸如弹子大，大枣十二枚。

上先以水三升，煮枣取二升，去枣，内葶苈，煮取一升，顿服。

《金匮要略·肺痿肺痈咳嗽上气病》

治水肿，利小便方……又方：
葶苈四两生用　桂心一两
上二味，末之，蜜丸，饮下梧子大七丸，日二，以知为度。

《千金要方》卷二十一第四

治水通身肿方……又方：葶苈子生捣，醋和服之，以小便数为度。

《千金要方》卷二十一第四

治水通身肿……又方：
葶苈　桃仁各等分
上二味，皆熬，合捣为丸服之，利小便。一方用杏仁。

《千金要方》卷二十一第四

治痈始觉肿令消方。
大黄　通草　葶苈　莽草各等分
上四味为末，以水和敷上，干则易之。

《千金要方》第二十二痈疽第二

大戟去水，葶苈愈胀，用之不节，乃反为病。

《淮南子·缪称训》

治久水腹肚如大鼓者方……
又方：葶苈末二七　苍耳子灰二七
上二味调和水服之，日二。
又方：椒目水沉者，取熬之，捣如膏，酒服方寸匕。
又方：水煮马兜铃服之。

《千金要方》卷二十一第四

治水肿方……又方：

葶苈五两熬　牵牛子　泽泻　昆布洗　海藻洗　猪苓去皮,各三两

上六味末之，炼蜜和，如梧子大，饮服十五丸，日三。

《千金翼方》卷十九第三

治水肿利小便方。

大黄　白术一作葶苈　木防己各等分

上三味，末之，蜜丸。饮下如梧子十丸，利小便为度，不知，加之。

又方：

葶苈四两生用　桂心一两

上二味，末之，蜜丸饮下梧子大七丸，日二，以知为度。

又方：牵牛子末之，水服方寸匕，日一，以小便利为度。

《千金要方》卷二十一第四

治肺痈喘不得卧，葶苈大枣泻肺汤方。

葶苈三两,末之　大枣二十枚

上二味，先以水三升煮枣，取二升，去枣，纳药一枣大，煎取七合，顿服令尽，三日服一剂，可服三四剂。

《千金要方》卷十七第七

风疸，小便或黄或白，洒洒寒热，好卧不欲动方。

三月生艾一束,捣取汁,铜器中煎如漆,密封之　大黄　黄连　凝水石　栝楼根　苦参　葶苈各六铢

上六味末之，以艾煎和，先食服如梧子五丸，日二，可至二十丸。有热加苦参，渴加栝楼，小便涩加葶苈，小便多加凝水石，小便白加黄连，大便难加大黄。

《千金要方》卷十第五

治人无渐忽然振寒发黄，皮肤黄皱尘出，小便赤少，大便时秘，气

力无异，食饮不妨，已服诸汤散，余热不除，久黄者，苦参散吐下之方：

苦参 黄连 瓜蒂 黄檗 大黄各一两 葶苈二两

上六味治下筛，饮服方寸匕，当大吐，吐者日一服，不吐日再，亦得下，服五日知，可消息，不觉退，更服之，小折便消息之。

《千金要方》卷十第五

葶苈子，敷头疮，药成入脑，杀人。

《金匮要略·果实菜谷禁忌并治第二十五》

治上气喘息，遍身浮肿，用甜葶苈一升，隔纸炒紫色，捣细，生绢袋盛，以酒五升浸三日。每服抄一匙，用粥饮调下，日三四服。

《卫生易简方·喘息》

葶苈，味辛寒，主癥瘕积聚结气，饮食寒热，破坚，一名大室，一名大适，生平泽及田野。

《神农本草经》卷三

肺痈，喘不得卧，葶苈大枣泻肺汤主之。葶苈大枣泻肺汤方：葶苈熬令黄色，捣丸弹子大，大枣十二枚。

上先以水三升，煮枣取二升，去枣，内葶苈，煮取一升，顿服。

《金匮要略·肺痿肺痈咳嗽上气病脉证治第七》

肺痈，胸胁胀，一身面目浮肿，鼻塞清涕出，不闻香臭酸辛，咳逆上气，喘鸣迫塞，葶苈大枣泻肺汤主之。

林亿等注："此先服小青龙汤一剂乃进。"

《金匮要略·肺痿肺痈咳嗽上气病脉证治第七》

腹满，口舌干燥，此肠间有水气，己椒苈黄丸主之。己椒苈黄丸方：防己、椒目、葶苈熬 大黄各一两。

上四味，末之，蜜丸如梧子大，先食饮服一丸，日三服，稍增，口中有津液，渴者，加芒硝半两。

《金匮要略·痰饮咳嗽病脉证治第十二》

《近效》疗久上气，气急卧不得……又丸方：葶苈子六两熬，令紫色，上一味，捣如泥，丸如梧子大，每食后以枣饮下十丸，日二服。干枣十颗，擘碎，以水一升，煮取五合，去滓，用下丸甚效。

《外台秘要·久上气方四首》

治久水腹肚如大鼓者方……又方：葶苈末二十七，苍耳子灰二十七。上二味，调和，水服之，日二。

《千金要方》卷二十一第四

葶苈愈胀。

《淮南子·缪称训》

葶苈丸，治小儿黄疸，大小便难，喘粗气急，甜葶苈一两，炒，大黄一两炒。上为末，炼蜜丸，如小豆大，每服十丸，米饮送下。

《普济方·婴孩诸热疸肿门·黄疸病》

葶苈散，治小儿水肿气粗：葶苈炒、防己、甘遂、大戟。
上等分为末，三岁一钱，桑白皮汤调下，食前。

《普济方·婴孩诸热疸肿门·水肿》

治小儿水气腹肿，兼下利脓血，小便涩，用葶苈子半两，微炒，捣如泥，以枣肉和捣为丸，如绿豆大，每服五丸，枣汤下，空心晚后，量儿大小加减服之。

《普济方·婴孩下痢门·脓血痢》

治水肿及全身暴肿，小便涩，用葶苈三两捣烂，大枣三十枚，水一升半，煎一升，去枣，内葶苈于汁中熬稠，丸如桐子大，空心木香汤或米饮下三十丸。

《卫生易简方·水肿》

治遍身肿满如囊里裹浆，疾行则濯濯有声或咳喘不定，用葶苈子炒、泽泻、椒目、桑白皮、杏仁去皮麸炒，猪苓去黑皮各半两，为末，炼蜜丸如桐子大。每服二十丸，葱白汤下无时，以利为度。

《卫生易简方·水肿》

治腹内气胀满，喘息不得，用葶苈子一升炒紫色，酒浸七日，研烂，每服三匙，温酒调服无时，大效。

《卫生易简方·胀满》

治腹胀积聚癥瘕，用葶苈一升炒黄，酒五升，浸七日，日服三合。

《卫生易简方·积聚癥瘕》

葶苈丸，治肿满，水气蛊胀。

甜葶苈(半两)　　白术(半两)　　桑白皮、赤茯苓、防己(三分)　　牵牛(半两，半生半熟)　　羌活、陈皮、泽泻(各三分)　　郁李仁(汤去皮，熬紫色，称三分，与葶苈二味别研如膏，令极细)

上为细末，与上二味同研，炼蜜和，入臼内杵之，丸如梧子大，初服十丸，空心晚食前，一日二服，生姜橘皮汤下。不知，加至二、三十丸，以知为度。或加萝卜子、甘遂二分，切片炒。

《济生方·水肿》

治水，通身肿方……又方：

苦瓠膜二分　葶苈子五分。

上二味捣为丸，服如小豆大五丸，日三。

《千金要方》卷二十一第四

治水，通身肿方……又方：葶苈子生捣，醋和服之，以小便数为度。

《千金要方》卷二十一第四

治小儿头秃疮方。

葶苈子细末，先洗敷之。

《千金要方》卷五下第八

治腹中积瘕方。

葶苈子一升熬，酒五升浸七日，服三合，日三。

《千金要方》卷十一第五

治小便不利，茎中疼痛，小腹急痛方。

通草　茯苓各三两　葶苈二两

上三味治下筛，以水服方寸匕，日三服。

《千金要方》卷二十一第二

腹满，口舌干燥，此肠间有水气，己椒苈黄丸主之。己椒苈黄丸方。

防己　椒目　葶苈熬　大黄各一两

上四味末之，蜜丸如梧子大，先食饮服一丸，日三服，稍增，口中有津液，渴者，加芒硝半两。

《金匮要略·痰饮咳嗽病脉证并治》第十二

治月经不通方。

取葶苈一升为末，蜜丸如弹子大，绵裹，纳阴中入三寸，每丸一宿易之，有汁出止。

《备急千金要方》卷四第二

茯苓丸　治小儿水气面目肿，小便涩，腹胀满。

赤茯苓　杏仁汤浸，去皮尖双仁，麸炒微黄　陈橘皮汤浸去白瓤，焙　汉防己

紫苏子微炒　甜葶苈隔纸炒，令紫色，各半两

上捣罗为末，炼蜜和丸，如绿豆大。每服煎桑根白皮汤下十丸，日三服。五岁以下，减丸服之。

《普济方·婴孩诸热疸肿门·水肿》

甜葶苈丸　治小儿水气通身肿满，心腹妨闷，坐卧不安。

甜葶苈隔纸炒，令紫色　牵牛子微炒　雄雀粪各半两　大戟一分　巴豆去皮心，七粒研，纸裹去油　腻粉一钱，研入

上捣罗为末，都研令匀，用枣瓤和丸，如绿豆大。每服以温茶下一丸，日二服。五岁以上，加丸服之。

《普济方·婴孩诸热疸肿门·水肿》

大黄丸：调小肠热结满不通方：

大黄　芍药　葶苈各二两　大戟　朴硝各二两　杏仁五十枚　巴豆七枚

上七味末之，蜜和丸，饮服，如梧子大，大人七丸，小儿二三丸，日二，热去，日一服。

《千金要方》卷十四第二

治水通身肿方……

又方：葶苈　桃仁各等分

上二味皆熬，合捣为丸，服之利小便。一方用杏仁。

《千金要方》卷二十一第四

练中丸，主宿食不消，大便难方。

大黄八两　葶苈　杏仁　芒硝各四两

上四味末之，蜜丸如梧子，食后服七丸，日二，稍加。《肘后》名中承气丸

《千金要方》卷十五上第六

治水通身肿方……

又方：葶苈子生捣，醋和服之，以小便数为度。

《千金要方》卷二十一第四

治月闭不通不欲食方。

大黄一斤　柴胡　芒硝各五两　牡蛎熬，一两　葶苈子二两，熬令紫色，别捣　芎䓖二两半　干姜三两　蜀椒汗，一十两，去目及闭口者　茯苓三两半　杏仁五合，熬，别捣如膏　虻虫熬，去翅足　水蛭熬，各半两　桃仁七十枚，去皮尖双仁，熬，别捣如膏

上十三味，捣筛为末，和前件葶苈、桃仁、杏仁等脂，炼蜜和为丸，如梧桐子大，饮服七丸，日再。亦与七熬丸同，多二味。

《千金翼方》卷八第二

治月水不通，手足烦热，腹满，默默不欲寐，心烦方。

芎䓖五两半　芒硝　柴胡各五两　茯苓二两　杏仁五合，去皮尖双仁，熬　大黄一斤　蜀椒去目闭口者，汗　水蛭熬　虻虫去翅足，熬，各半两　桃仁一百枚，去皮尖双仁，熬　䗪虫熬　牡丹皮各二两　干姜六两　葶苈子五合，熬令紫色

上十四味，别捣桃仁、杏仁如泥，炼蜜和，为丸如梧桐子大，空腹，酒服七丸，日三服，不知，稍增之。此方与前七熬丸同，多三味。

《千金翼方》卷八第二

七熬丸　治月经不利，手足烦热，腹满，默默不欲寐，心烦方。

大黄一两半　前胡一作柴胡　芒硝熬，各五两　葶苈　蜀椒并熬，各六铢　生姜　芎䓖各十八铢　茯苓十五铢　杏仁九铢，熬　桃仁二十枚，熬　虻虫熬　水蛭各半合，熬

上十二味为末，蜜丸梧子大，空腹饮服七丸，日三，不知加一倍。《千金翼》无芎䓖。又一方有䗪虫、牡丹各二两，为十四味。

《千金要方》卷四第四

淮南五柔丸　主补虚寒，调五脏，和荣卫，通饮食，消谷，长肌肉，缓中利窍方。

茯苓　细辛　芍药　半夏洗　当归各一两　苁蓉　葶苈熬各二两　柴胡三两　大黄一斤，蒸

上九味，捣筛为末，炼蜜和，更捣万杵，丸如梧子大，以饮服五丸，稍渐加至十五丸，以调为度。有忧气者，加松子仁一两。《千金》用前胡。

《千金翼方》卷十九第十

崔文行平胃丸　主百病，消谷，五劳七伤，平胃气，令人能食，小儿亦患冷者，减大黄，倍干姜。小便利者，生用葶苈方。

菖蒲　大黄　葶苈熬　小草　芍药　当归　桂心　干姜　茯苓　麦门冬去心　芎䓖　细辛各二两　甘草二两半，炙

上十三味，捣筛为末，炼蜜和，丸如梧子大，空腹以酒服五丸，日再。《千金》一方七味

《千金翼方》卷十九第十

葶苈，味辛苦寒，大寒，无毒，主癥瘕积聚结气，饮食寒热，破坚逐邪，通利水道，下膀胱水，伏留热气，皮间邪水上出，面目浮肿，身暴中风热痱痒，利小腹，久服令人虚。一名丁历，一名蕇蒿，一名大室，一名大适。生藁城平泽及田野，立夏后采实，阴干，得酒良。

《翼方·本草中·草部下品之上》

大戟去水，葶苈愈胀，用之不节，乃反为病。

《淮南子·缪称训》

师曰：寸口脉沉而紧……面目手足浮肿，又与葶苈丸下水，当时如小差，食饮过度，肿复如前，胸胁苦痛，象若奔豚，其水扬溢，则浮咳喘逆。

《金匮要略·水气病脉证并治第十四》

结胸者，项亦强，如柔痉状，下之则和，宜大陷胸丸方。
大陷胸丸方。

大黄半斤　葶苈半升，熬　芒硝半升　杏仁半升，去皮尖，熬黑。

上四味，捣筛二味，内杏仁、芒硝合研如脂，和散，取如弹丸一枚，别捣甘遂末一钱匕，白蜜二合，水二升，煮取一升，温顿服之，一宿乃下；如不下，更服，取下为效。禁如药法。

《伤寒论·辨太阳病脉证并治》

《古今录验》气癖丸，疗寒气癖积，聚结不通，绕脐切痛，腹中胀满，胸逼满，风入脏，忧恚所积，用力不节，筋脉伤，羸瘦不能食饮，此药令人强，嗜食益气力，方：

乌头炮　甘草炙　葶苈子熬　大黄　芎䓖　芍药　甘皮炙，各二分

上七味，下筛，蜜和，丸如梧子，一服三丸，日再。不知，渐至五丸，七丸，一方桂心二分，去甘皮。忌海藻、菘菜、猪肉、冷水等。（原法：一方有通草、无甘皮）

《外台秘要·积聚宿食寒热方》

《古今录验》……五通丸，主积聚留饮、宿食、寒热、烦结，长肌肤，补不足，方：

椒目　附子炮　厚朴炙，各一两　杏仁三两　半夏一两　葶苈三两，熬　芒硝五两　大黄九两。

上八味，捣葶苈子、杏仁使熟，和诸药末，和以蜜，捣五千杵，吞如梧子二丸。忌猪羊肉、饧、冷水。

《外台秘要·积聚宿食寒热方》："《千金翼》三台丸，疗五脏寒热，积聚腹胀，肠鸣而噫，食不作肌肤，甚者呕吐，若伤寒，寒疟已愈，令不复发，食后服五丸，饮多者吞十丸，长服令人大小便调和，长肌肉，方：

大黄二两熬　硝石　葶苈各一升　前胡二两　厚朴炙　附子炮各一两　茯苓半两　半夏一两，洗　杏仁一升，去皮尖，熬　细辛一两

上十味捣筛，蜜和捣五千杵，酒服如梧子五丸，稍加，以知为度。忌猪羊肉、锡、生菜、酢物"（原注：深师同）

《外台秘要·积聚宿食寒热方》

治水肿，用甜葶苈、川椒、雄黄、泽泻、芫花醋浸炒，大戟、甘遂、赤茯苓、桑白皮、穿心巴戟各一两，为末。桑白皮浸水一盏，煎八分，空心温服，小便多为效。……

《卫生易简方·水肿》

夺命褐散方：妊娠四五月以上，忽然仆地，手足抽搐，咽中涎声滚滚，口眼不开，如小儿瘈疭之状，名曰胎痫。

甜葶苈纸上微炒　芫花醋煮，干焙燥，各半两　郁李仁汤浸去皮　地榆锉各一分

上为细末，每服一字……

《卫生家宝产科备要·累用经效方》

治水肿利小便方……又方：

水银三两，三日三夜煮，葶苈子、椒目各一升，衣鱼二十枚，水萍、瓜蒂、滑石各一两，芒硝三两。

上八味，捣葶苈令细，下水银更捣，令不见水银止，别捣椒目令细，捣瓜蒂、水萍，下筛，合和余药，以蜜和，更捣三万杵成丸。初服一丸如梧子，次服二丸，次服三丸，次服四丸，次服五丸，次服六丸，至七日，还从一丸起，次服二丸，如是每至六丸，还从一丸起。始服药，当咽喉上有疠子肿起，颊车肿满，齿龂皆肿，唾碎血出，勿怪也，不经三、五日即消，所苦皆瘥，亦止服药。若下多，停药以止利。药至五下止。病未瘥，更服，病瘥止。此治诸体肉肥厚，按之不陷，甚者臂粗，着衣袖不受，及十种大水，医不治者，悉主之，神良。

《千金要方》卷二十一第四

调中五参丸，主十年呕，手足烦，羸瘦面黄，食不生肌肤，伤饱食不消化。方：

人参　丹参　沙参　苦参　玄参　防风　蜀椒去目，闭口者，汗，各一两　附子炮，去皮　干姜各半两　葶苈一合，熬　大黄四两　巴豆去心皮，熬　䗪虫熬，各五十枚

上十三味，捣筛为末，炼蜜，和丸如小豆大。空腹饮服二丸，日三服。蒸大黄于五升米下，及热切之，日曝干。

《千金翼方》卷十九第十

大黄丸，调小肠热结满不通方。

大黄　芍药　葶苈各二两　大戟　朴硝各三两　杏仁五十枚　巴豆七枚

上七味末之，蜜和丸，饮服，如梧子大。大人七丸，小儿二三丸，日二，热去，日一服。

《千金要方》卷十四第二

茵陈丸，主黑疸，身体暗黑，小便涩，体重，方：

茵陈一两　甘遂一分　当归　蜀椒汗，各半两，去目闭口　杏仁去皮尖双仁，熬　大黄　半夏洗，各三分　葶苈熬　茯苓　干姜各一两　枳实咬咀，熬黄　白术熬黄，各五分

上十二味，捣筛为末，炼蜜和丸如梧子大。空腹以饮服三丸，日三。

《千金翼方》卷十八第三

石胆丸　主足胫肿，小便黄，胸痛烦，车骨筋解开痛，方：

石胆研　吴茱萸　天雄炮，去皮　芫花熬　柏仁各一分　防风　莞花熬　杜仲炙，各三分　菖蒲　葶苈熬，各一两　菟丝子三合

上十一味，捣筛为末，炼蜜和，为丸如蜱豆。以饮服三丸，日二。

《千金翼方》卷十九第三

十枣汤类方

赘瘿焦法：甘草煎膏，笔妆瘤之四围，上三次，乃用芫花、大戟、甘遂等分为末，醋调，别以笔妆其中，勿近甘草，次日缩小，又以甘草妆小晕三次，如前仍上，此自然焦缩。(《危氏得效》)

《经验丹方汇编·瘿瘤》

茯苓丸，主患黄，心下纵横结坚，小便赤，是酒疸。方：

茯苓　茵陈　干姜各一两　半夏洗　杏仁去皮尖双仁，熬，各三分　商陆半两　甘遂一分　枳实五分，炙　蜀椒二合，汗，去目闭口　白术五分，加熬令变色

上十味，捣筛为末，炼蜜和，丸如梧豆，三丸，以枣汤下之。夫患黄疸常须服此。若渴欲饮水，即服五苓散，若妨满，宛转丸治之。五苓散见伤寒中。

《千金翼方》卷十八第三

半夏汤，主酒癖癥，胸心胀满，肌肉沉重，逆害饮食，小便赤黄，此根本虚劳，风冷饮食冲心，由脾胃客痰所致。方：

半夏一升，洗　生姜十两，切　黄芩一两　前胡　茯苓各三两　当归　茵陈各一两　枳实炙　大戟　白术　甘草炙，各二两。

上十一味，㕮咀，以水一斗，煮取三升，分三服。

《千金要方》卷十第五

茵陈丸，主黑疸，身体暗黑，小便涩，体重。方：

茵陈一两　甘遂一分　当归　蜀椒汗，各半两，去目、闭口　杏仁去皮尖、双仁，熬　大黄　半夏洗，各三分　葶苈熬　茯苓　干姜各一两　枳实㕮咀，熬

黄　白术熬黄,各五分

上十二味,捣筛为末,炼蜜和丸,如梧子大,空腹以饮服三丸,日三。

《千金翼方》卷十八第三

治肺热闷不止,胸中喘急惊悸,客热来去,欲死不堪,服药泄胸中喘气方。

桃皮　芫花各一升

上二味哎咀,以水四斗煮取一斗五升,去滓,以故布手巾纳汁中,薄胸温四肢,不盈数日即歇。

《千金要方》卷十七第二

治大便不通方。

商陆　牛膝各三斤　大戟一斤　大豆五升

上四味哎咀,以水五升,煮取二升,以大豆五升煎令汁尽,至豆干。初服三枚,以通为度。

《千金要方》卷十五上第六

水导散　治时气病,烦热如火,狂言妄语欲走方。

甘遂半两　白芷一两

上二味治下筛,水服方寸匕,须臾令病人饮冷水,腹满即吐之,小便当赤。一名灌肠汤,此治大急者。

《千金要方》卷九第七

凝雪汤,治时行毒病七、八日,热积聚胸中,烦乱欲死,起死人,拓汤方:芫花一升,以水三升,煮取一升半,渍故布薄胸上,不过三薄,热即除,当温暖四肢,护厥逆也。

《千金要方》卷十第一

观音求苦膏,治百病,用布摊贴:大黄、甘遂研末,木鳖研,蓖麻子研,各二两,生地、川乌、三棱、莪术各一两,巴豆研、羌活、黄柏、麻黄、皂角、肉桂、枳实、真红牙大戟、白芷各八钱，香附、芫花、厚朴、杏仁研、穿山甲、防风、天花粉、独活、全蝎、槟榔、桃仁研、细辛研、五倍子、玄参各七钱，蛇蜕、黄连各五钱，当归一两五钱，蜈蚣十条。上药合三十六，将麻油五六觔，浸五日后用火熬，用柳枝搅匀，熬至滴水成珠，再加水飞黄丹二觔四两，密陀僧四两，不老不嫩，收入瓷罐，放水中拔尽火气，听用。

《验方新编·内外备用诸方》

解芫花毒：治法与上附子毒同。上文："解附子乌头天雄毒：防风二钱，煎水服。或照前解百毒方治之。"（按：即"地浆水"饮之。）

《验方新编·解求诸方》

太阳病，脉浮而动数，……医反下之，动数变迟，膈内拒痛，……心下因硬，则为结胸，大陷胸汤主之。大陷胸汤方。

大黄六两，去皮　芒硝一升　甘遂一钱匕

上三味，以水六升，先煮大黄取二升，去滓，内芒硝，煮一两沸，内甘遂末，温服一升，得快利，止后服。

《伤寒论·辨太阳病脉证并治下第七》

结胸者，项亦强，如柔痉状，下之则和，宜大陷胸丸。大陷胸丸方。

大黄半斤　葶苈半升，熬　芒硝半升　杏仁半升，去皮尖，熬黑

上四味，捣筛二味，内杏仁、芒硝合研如脂，和散，取如弹丸一枚，别捣甘遂末一钱匕，白蜜二合，水二升，煮取一升，温顿服之，一宿乃下。如不下更服，取下为效，禁如药法。

《伤寒论·辨太阳病脉证并治下第七》

深师朱雀汤，疗久病癖饮，停痰不消，在胸膈上液液，时头眩痛，苦挛，眼睛身体手足十指甲尽黄，亦疗胁下支满饮，辄引胁下痛，方：

甘遂　芫花各一分　大戟三分

上三味为散，以大枣二十枚擘破，以水六升先煮枣，取二升，纳药三方寸匕，更煎取一升一合，分再服，以吐下为知。未知，重服。甚良无比。

《外台秘要·癖饮方七首》

病悬饮者，十枣汤主之。
十枣汤方。
芫花熬　甘遂　大戟各等分
上三味，捣筛，以水一斗五合，先煮肥大枣十枚，取八合，去滓，内药末，强人服一钱匕，羸人服半钱，平旦温服之。不下者，明日更加半钱，得快下后，糜粥自养。

《金匮要略·痰饮咳嗽病脉证并治第十二》

咳家，其脉弦，为有水，十枣汤主之。

《金匮要略·痰饮咳嗽病脉证并治第十二》

夫有支饮家，咳、烦、胸中痛者，不卒死，至一百日或一岁，宜十枣汤。

《金匮要略·痰饮咳嗽病脉证并治第十二》

病者脉伏，其人欲自利，利反快，虽利，心下续坚满，此为留饮欲去故也，甘遂半夏汤主之。甘遂半夏汤主之。
甘遂半夏汤方。
甘遂大者，三枚　半夏十二枚，以水一升，煮取半升，去滓　芍药三枚　甘草如指大，一枚，炙
上四味，以水二升，煮取半升，去滓，以蜜半升，合药汁煎取八合，顿服之。

《金匮要略·痰饮咳嗽病脉证并治第十二》

妇人少腹满，如敦状，小便微难而不渴，生后者，此为水与血俱结

在血室也，大黄甘遂汤主之。

大黄甘遂汤方。

大黄四两　甘遂一两　阿胶二两

上三味，以水三升，煮取一升，顿服之，其血当下。

《金匮要略·妇人杂病脉证并治第二十二》

治水肿及肢满澼饮，芫花汤方。

芫花炒黄色　大黄锉碎，醋炒　甘遂微炒　甘草炙，锉　大戟去皮，微炒，各一两

上五味，粗捣筛，每服三钱匕，水二盏，枣（二枚，劈破），同煎至九分，下芒硝半钱匕，更煎一沸，去滓温服，以利为度。

《圣济总录·水肿门·水肿》

治耳卒聋……又方：用甘遂如枣核大，绵裹，塞耳中，却以甘草于口中徐嚼。

《卫生易简方·耳疾》

深师……又疗三十年咳，芫花煎方：芫花二两、干姜三两末之。

上二味，以水五升煮芫花，取三升，去滓，纳姜末，加蜜一升，合煎之如糜，一服如半枣，日三。不知，加之。一方不用干姜，取芫花汁蜜和煎令可丸，服如梧子三丸，日三。

《外台秘要·积年久咳方二十一首》

深师……又疗冷饮咳，芫花煎方：芫花二两，干姜二两，白蜜二升。

上三味，捣筛二味，纳蜜中搅令相和，微火煎，令如糜，服如枣核一枚，日三夜一。欲痢者多服。

《外台秘要·暴冷咳方三首》

《备急》卒咳嗽方。

芫花二两，熬

上一味，水一升，煮四沸，去滓，纳白糖一斤，服如枣大，勿食咸酸物。亦疗久嗽。

《外台秘要·卒咳方八首》

大戟去水。

《淮南子·缪称训》

转胞一证，诸药不效，失效则死，以甘遂末水调敷脐下，内以甘草节煎汤饮之。及药汁至脐，二药相反，胞自转矣。小水来如泉涌，此救急之良方也。……（钩玄）

《东医宝鉴·内景篇四·小便》

贴脐膏，治大小便不通，甘遂为末，面调作糊，贴脐中及脐下硬处，别煎甘草汤服之，以通为度。（类聚）

《东医宝鉴·外形篇四·大便》

甘遂散，治大小便不通，赤皮甘遂二两，炼蜜二合，和匀，每一两分四服，日进一服，蜜水调下。（得效）

《东医宝鉴·外形篇四·大便》

外敷药：治腹胀硬如石，先用热水嚼甘草咽下，次用大戟、芫花、甘遂、海藻等分为末，醋调遍涂腹上，神效。（得效）

《东医宝鉴·杂病篇六·胀满》

牵牛、甘遂去水积。

《证治要诀·积聚》

深师疗咳逆，唾脓血、鸡子汤方。

鸡子一枚　甘草二分，炙　甘遂一分　大黄二分　黄芩二分上五味切，以水六升，煮取二升，去滓，纳鸡子搅令调，尽饮之，良。忌海藻、菘菜。

《外台秘要·咳嗽脓血方一十一首》

《古今录验》消化丸，疗人腹胀心满，肠胃结，食不消化，呕逆，头痛，手足烦疼。此方出太医院。药常用芫花丸方。

芫花一两，熬　大黄　葶苈子熬　甘遂　黄芩各二两　巴豆四十枚去心、皮，熬，别研　硝石一两

上七味捣合，蜜和丸如梧子，先食服三丸，日再服。一方无硝石。忌野猪肉、芦笋等。

《外台秘要·心腹胀满及鼓胀方一十四首》

三星散，治积疳、遍身浮肿，通利水道。

大戟　芫花炒　甘遂去心各等分

上为末，每服半钱，枣子十个煎汤，空心调下，有如神效。（出傅氏活婴方）

《普济方·婴孩诸疳门下》

治腋气……又方：用好甘遂四钱为末，以新宰牙猪精肉一块，掺末在上，热夹腋下；却将甘草二两锉细，浓煮汁，热饮，必大泻一二次，气不可近，然后除去腋下药肉即愈。

《卫生易简方·腋气》

血瘤：甘草熬膏，用笔蘸圈瘤四围；又用芫花、大戟、甘遂等分为末，醋调，另用新笔蘸涂于甘草圈内，务须离甘草一圈，不可太近，盖药性相反，切勿误相搅和，涂后次日瘤当缩小，再用前法涂三、四次即愈。愈后须请名医，服药消药，以免复发。

《验方新编·痈毒·瘿瘤》

治积气水肿，用甘遂、青皮、陈皮各去白、木香各一两，槟榔一个，为末。每服一钱，紫苏、木瓜汤调下。

《卫生易简方·小儿·积聚痞结》

治胸膈伏热停食气结胀满，用甘遂煨、大黄炒、青皮去白、黄芩，等分。每服二钱，水半盏煎服，以利为度。

《卫生易简方·小儿·积聚痞结》

治小儿胸喉膈热大喘，用甘遂二钱，雄黄一钱，为末，每服半钱或一钱，新汲水五七匙，小油三点调下，吐涎后喘定。

《卫生易简方·小儿·感冒嗽喘》

治酒积，用龙脑二钱，木香、甘遂各一两，为末，每服一二钱，温酒或葛根汤调下。

《卫生易简方·酒病》

治酒疸，用陈皮、芫花等分为末，分服二三钱，温酒调下，日二服。

《卫生易简方·酒疸》

治痔漏有头，用芫花入土根洗净，木臼捣，以少水绞汁，于银铜器内慢火熬成膏。将丝线于膏内渡过系痔，系时微痛，候心燥痔落时，以纸捻入膏药于窍内，永除根。

《卫生易简方·痔漏》

治水气四肢浮肿，上气喘急，大小便不通，用甘遂、大戟、芫花等分为末，枣肉丸如桐子大。空心热汤送下四十丸，以利去黄水为度，否则次早再服。

《卫生易简方·水肿》

治水肿，用大戟、木通、木香各二钱为末，以猪肾一个，劈开入药末在内，仍合住用线缠缚，湿纸裹，于灰水中煨热，去纸，嚼服。少顷，利四五行，即愈。必须忌口。

《卫生易简方·水肿》

治水蛊病不问年月深者，用大戟、当归、陈皮各一两，细剉，水二升煮七分，顿服，利二三斗勿怪，至重不过再服。

《卫生易简方·水肿》

治卒肿满，身面皆洪大，用甘遂一钱为末，猪肾一枚作七片，涂末，炙热，食至四五片当觉腹肠鸣，小便利。一方更入木香一钱，共纳肾中，以薄荷叶裹定，再用湿纸裹煨，临卧细嚼，温酒送下，当下黄水是效。

《卫生易简方·水肿》

治水肿腹大如鼓，或遍身皆肿，用大戟、白牵牛头末，木香等分为末，每服三钱，以猪腰一对劈开，掺药在内烧热，空心食之。如食左腰子塌左肿，右腰子塌右肿；如未全去，于腹绕脐涂甘遂末，饮甘草汤少许，其肿尽去。

《卫生易简方·水肿》

治水症……又方：用甘遂、大戟等分为末，每服一钱，大麦面一两和作饼子，灰火烧熟，临卧细嚼，茶送下。如水不下，隔日再服。

《卫生易简方·水肿》

治水肿，用甜葶苈、川椒、雄黄、泽泻、芫花醋浸炒，大戟、甘遂、赤茯苓、桑白皮、穿心巴戟各一两，为末。桑白皮浸水一盏，煎八分，空心温服，小便多为效。凡肿手心无纹，面生痕黑点，脐凸出、肚上青筋现，耳轮干黑者难治。其可治者：
从脚肿起，其根在心，加葶苈一两；

从阴肿起，其根在肾，加泽泻一两；
从肠肿起，其根在肚，加川椒一两；
从口唇肿起，其根在小肠，加巴戟一两；
从面肿起，其根在脾，加桑白皮一两；
从胁肿起，其根在骨，加甘遂一两；
从顶肿起，其根在膈，加茯苓一两；
仍审察虚实加减。忌食杂物。

《卫生易简方·水肿》

治一切积聚痃癖，气块及大小结胸、痛不能抑按，用南星、半夏、芫花，自然铜生用，等分为末，醋糊丸如桐子大，每服五七丸，食前温汤下。

《卫生易简方·积聚癥瘕》

〔《经》〕治痔瘘有头方：用芫花入土根不限多少，以净水洗，却入木臼捣用少许，水绞取汁，于银铜器内慢火熬成膏，将丝线于膏内度过系痔，系时微痛，候心燥落时，以纸捻引入膏药于窍内，永除根。未落不得便屎。

《医学纲目·肺大肠部·痔》

喉中结气如梅核样，时有时无，……又方：子龙丸，见《阴疽门》，服之最为神效。

《验方新编·咽喉》

痰迷谵语方，解猪心一具，辰砂一钱，甘遂二钱，二味合研为末，藏猪心中，外用牛粪煨热，取出药末，和作二丸，将猪心煮汁和丸，吞下即愈。

《验方新编·痰疾》

〔《本》〕治小肠气痛撞腹，面青唇黑欲死者。

木香　茵陈　芫花　甘遂各等分

上四件为末，每服二钱，水一盏，煎至七分，去滓温服，服过此药后，应犯甘草药，皆不得吃，恐与甘遂相犯故也。其药甚妙，应甚有理，屡有验效。

《医学纲目》卷之十四诸疝

〔《玄》〕阴阳关格，前后不通，利大便，小水自行，中有转胞之证，诸药不效，无救，则胀满闷乱而死。予曾以甘遂末，水调敷脐下，内以甘草节汤饮之，药汁至脐，二药相反，而胞自转矣，小水来如涌泉，此救急之良法也。

《医学纲目》卷之十四闭癃遗溺

〔丹〕控涎丹，治一身气痛及胁走痛，痰挟死血，加桃仁泥。凡胁痛有痰流注，二陈加南星、川芎、苍术。实者，控涎丹下之。

《医学纲目》卷之十四胁痛

大圣浚川散。

大黄一两煨　甘遂半钱　牵牛一两头末　木香三钱　郁李仁一两　芒硝三钱半

《医学纲目》卷之四治虚实法

〔无〕控涎丹　凡人忽胸背，手脚，颈项，腰胯隐痛不可忍，连筋骨牵引钓痛，坐卧不宁，时时走易不定，俗医不晓，谓之走注，便用风药及针灸，皆无益。又疑是风毒结聚，欲为痈疽，乱投药帖，亦非也。此乃是痰涎伏在心膈上下，变为此疾，或令人头痛不可举，或神思昏倦多睡，或饮食无味，痰唾稠黏，夜间喉中如锯声，口流唾涎，手脚肿，腿冷痹，气脉不通，误认为瘫痪，亦非也。凡有此疾，但用是药，不过数服，其疾如失。

甘遂去心　紫大戟去皮　白芥子真者，各等分上为末，煮糊丸，如桐子大，晒干，临卧，淡姜汤或热水下五七丸至十丸。如痰猛气实，加丸数不妨，其效如神。

《医学纲目》卷之十二诸痹

〔罗〕补金散　治诸般虫

鹤虱生　雷丸　定粉　锡灰以上各等分

上为末，每服三钱，空心少油调下。又用猪肉一两，烧热掺药在上，细嚼亦得，用翎毛扫甘遂末一钱，与前药一处服之，其虫自下。

《医学纲目》卷之十六心痛

〔世〕治耳聋久不闻者

紧磁石如豆大　川山甲烧存性为末，一字

上用新绵裹了，塞于所患耳内，口中咬少生铁，觉耳内如风雨声即愈。甘草、甘遂各半寸，绵裹包插入耳内，又将甘草嚼之，即通妙。

《医学纲目》卷之二十九耳聋

〔世〕治疬，用鲫鱼、芫花、烧灰存性，水调敷。治鼠疬。小嫩鼠未出毛者焙干，蝙蝠粪小麦炒，鬼箭根焙干，各为末，和匀油调敷，干再敷之。

《医学纲目》卷之十九痈疽所发部分名状不同

芫花，味辛温，主咳逆上气，喉鸣喘，咽肿、气短，蛊毒，鬼疟、疝瘕、痈肿，杀虫鱼，一名去水，生川谷。

《神农本草经》卷三

甘遂，味苦寒，主大腹疝瘕，腹满，面目浮肿，留饮宿食，破癥坚积聚，利水谷道，一名主田，生川谷。

《神农本草经》卷三

大戟，味苦寒，主蛊毒，十二水，腹肿满，急痛，积聚，中风，皮肤疼痛，吐逆，一名印钜。

《神农本草经》卷三

夺命褟散子，妊娠四五月已上，忽然仆地，手足抽搐，咽中涎声滚滚，口眼不开，如小儿瘈疭之状，名曰胎痫。甜葶苈纸上微炒，芫花醋煮干焙燥，各半两；郁李仁汤浸去声，地榆锉，各一分。

上为细末，每服一字……

《卫生家宝·产科备要·累用经效方》

治妊娠小便卒不通……又方：赤连珠甘遂。

上为末，每服一字至半钱，汤调下。

《卫生家宝·产科备要·产前方》

治肿满小便不利，茯苓散：郁李仁（去皮尖微炒，四钱），槟榔（二个），赤茯苓（去皮），白术，甘遂（切片，炒，各二钱），橘皮（一钱半，去白）。

上细末，每服一钱，姜枣汤调下。

《普济本事方·肿满水气蛊胀》

〔五十〕治瘤，甘草煎浓汤，在瘤外围三次后，另用醋调大戟、芫花、甘遂末装其中，勿近甘草，次日缩小，再如前装，自然焦落。此分用者也。

《理瀹骈文》

芫花散出危氏方　治牙疼。陈芫花一握　甘草节五钱

上细锉各煎，先用芫花汤噙唾去，次用甘草水，噙少时效。

《普济方卷六十六·牙齿门》

治耳聋法

用甘遂半寸，绵裹插放两耳中，却将甘草口中嚼，自然通听。

《普济方卷五十三·耳门》

丹溪有控涎丹，用大戟、甘遂、白芥子，行水健脾，治痰之本

《理瀹骈文》

王全生用控涎丹敷附骨疽，鹤膝风，或酒或蜜或醋调用。

《理瀹骈文》

治痈方：芫花为末，胶和如粥敷之。

《千金要方》卷二十二第二

治小儿秃头疮方……又方：
芫花腊月猪脂和如泥，洗去痂敷之，日一度。

《千金要方》卷五下第八

治腰疼不得立方：
甘遂　桂心一作附子　杜仲　人参各二两
上四味治下筛，以方寸匕纳羊肾中，炙之令熟，服之。

《千金要方》卷十九第七

甘遂毒　大豆汁　大戟毒　菖蒲汁　芫花毒　防己　防风　甘草　桂汁

《千金要方》卷二十四第二

治身体赤癮疹而痒，搔之随手肿起方：
莽草二分　当归　芎䓖　大戟　细辛　芍药　芫花　蜀椒　附子　踯躅各四分　猪膏二升半
上十一味㕮咀，以酒渍药一宿，猪膏煎之，候附子色黄膏成，去

滓，以敷病上，日三。

《千金要方》卷二十二第五

脉沉而弦者，悬饮内痛，病悬饮者，十枣汤主之。十枣汤方：芫花熬　甘遂　大戟各等分

上三味，捣筛，以水一升五合，先煮肥大枣十枚，取九合，去滓，内药末，强人服一钱匕，羸人服半钱，平旦温服之，不下者，明日更加半钱得，快下后，糜粥自养。

《金匮要略·痰饮咳嗽病脉证并治第十二》

猪心汤　治五痫癫痫，及妇人心风血邪，神效。

甘遂末一钱，上用带性猪心一个，取三管头三条，和甘遂末。如血多只随药末得中和之，将猪心批作两片，将所知药，入在内，再合用绵缚定，外以湿纸包，馒头内煨熟，不可过度，取出去纸，取甘遂研细，次入朱砂末半钱和之，分作四丸，每服一丸，以所煨猪心煎汤调下。后别用猪心煎汤，轻者只守本方，重者加以苏合香丸一粒，服过半日不动，又进一服，如大便已下恶物，即止后剂，急与醒脾散，以助胃气。

《普济方·婴孩一切痫门·一切痫》

治妇人短气虚羸，遍身浮肿，皮肤急，人所稀见，麝香散方。

麝香三铢　雄黄六铢　芫花　甘遂各二分

上四味治下筛，酒服钱五匕，老小以意增减，亦可为丸。强人小豆大，服七丸。小品无雄黄。《深师》以蜜丸如大豆，服二丸，日三，治三焦决漏，水在胸外，名曰水病，腹独大，在腹表，用大麝香丸。《华佗方》《肘后》有人三二分，为丸服

《千金要方》卷二十一第四

旋覆花丸，治停痰澼饮，结在两胁，腹胀满，羸瘦不能食，食不消化，喜唾干呕，大小便或涩或利，腹中动摇作水声，腹内热，口干好饮水浆，卒起头眩欲倒胁，下痛方。

旋覆花　桂心　枳实　人参各五分　干姜　芍药　白术各六分　茯苓　狼毒　乌头　矾石各八分　细辛　大黄　黄芩　葶苈　厚朴　吴茱萸　芫花　橘皮各四分　甘遂三分

上二十味末之，蜜丸。酒服如梧子大五丸，日二，加之，以知为度。《延年方》无白术、狼毒、乌头、矾石、细辛、黄芩、厚朴、吴茱萸、芫花、橘皮、甘遂，有皂荚、附子各二分，蜀椒、防葵、杏仁各三两、干地黄四分

《千金要方》卷十八第六

甘遂散　治小儿水气遍身肿满，大小便难，喘促不得睡卧。
甘遂炒　大黄锉炒　牵牛子炒各三钱　葶苈纸上炒一钱　槟榔炒锉
上捣罗为散，每服一钱匙，熟水调下，以利为度，量儿大小加减。

《普济方·婴孩诸热疸肿门·水肿》

水宝散　治小儿疳水，通身虚肿，状如熟李者。
童子青橘皮　珠子甘遂微炒
上等分为末，三岁一钱，用麦蘖煎汤点腊茶清调下，食前，通利为效。忌咸酸食三五日。凡治肿者，气虚只与五苓散补。

《普济方·婴孩诸热疸肿门·水肿》

甘遂槟榔散　治积水疳水，并宜服之。
甘遂　青皮去白　陈皮去白　槟榔一钱，生用
上末，紫苏木瓜汤点下。忌服甘草药。积水疳水皆宜服之。此候久而不瘥，必连阴肿，脾肾俱坏之，然如此已是危证，不可取下，只可利水道，固脾土当用之，五苓散和平胃散，加麦门冬姜枣煎服。一方无陈皮，灯心萝卜子汤下。脚肿木瓜汤下。

《普济方·婴孩诸热疸肿门·水肿》

葛氏：若已结痈，使聚不更长方，……又方：芫花，末，胶汁和，

贴上，燥复易，化为水。

《肘后备急方》卷五第三十六

气闭耳聋，甘遂一寸塞耳中，甘草一寸口嚼即通。

《文堂集验方·耳症》

治腰疼不得立方。
甘遂　桂心一作附子　杜仲　人参各二两
上四味，治下筛，以方寸匕纳羊肾中，炙之令熟，服之。

《千金要方》卷十九第七

治鼻齆方。
通草　细辛　附子
上三味，各等分，末之，以蜜和，绵裹少许，纳鼻中。
又方：
甘遂　通草　细辛　附子等分
上四味末之，以白雄犬胆和为丸，如枣核大，绵裹纳鼻中。辛热涕出四五升，瘥。亦治息肉。

《千金要方》卷六上第二

芫花，味辛苦温，微温，有小毒。主咳逆上气，喉鸣喘，咽肿短气，蛊毒鬼疟，疝瘕痈肿，杀虫鱼，消胸中痰水，喜唾，水肿，五水在五脏皮肤，及腰痛下寒毒肉毒。久服，令人虚。一名去水，一名毒鱼，一各杜芫。其根名蜀桑根，疗疥疮，可用毒鱼。生淮源川谷，三月三日采花阴干。

《翼方·本草中·草部下品之上》

舟车神佑丸　泄水湿。
甘遂一两醋炒　大黄二两　芫花醋炒、一两　黑牵牛头末，四两　轻粉一钱

大干一两，醋炒　青皮　陈皮　木香　槟郎各半两

　　取盅加芫荑半两为末，水丸，空心服。

《医学纲目》卷之四治虚实法

　　甘遂，味苦甘寒，大寒，有毒。主大腹，疝瘕腹满，面目浮肿，留饮宿食，破癥坚积聚，利水谷道，下五水，散膀胱留热，皮中痞，热气肿满。一名甘藁，一名陵藁，一名陵泽，一名重泽，一名主田。生中山川谷，二月采根，阴干。

《翼方·本草中·草部下品之上》

　　大戟，味苦甘寒，大寒，有小毒。主蛊毒，十二水，腹满急痛，积聚中风，皮肤疼痛，吐逆，颈腋痈肿，头痛发汗，利大小肠。一名邛钜。生常山，十二月采根，阴干。

《翼方·本草中·草部下品之上》

　　陵泽，主田，甘遂也。

《骈雅·释草》

　　邛钜，大戟也。

《骈雅·释草》

巴豆类方

《经验方》……又方，治耳卒聋：巴豆一粒，蜡裹，针刺令通透，用塞耳中。

《肘后方》卷六第四十七附方

梅师方，治耳久聋：松脂三两，炼，巴豆一两，相和，熟捣可丸，通过，以薄绵裹，内耳孔中塞之，日一度易。

《肘后方》卷六第四十七附方

治喉痹方……又方：巴豆去皮，针线穿，咽入，牵出。

《千金要方》卷六下第七

耳聋，巴豆一枚，去心、皮，斑蝥一枚，去翅足，二物合捣，筛，绵裹塞耳中，再易，甚验。云此来所用甚良。

《肘后备急方》卷六第四十七

耳聋，菖蒲根丸：菖蒲根一寸，巴豆一粒，去皮心，二物合捣，筛，分作七丸，绵裹，卧即塞，夜易之，十日立愈，黄汁立（出）差。

《肘后备急方》卷六第四十七

葛氏疗耳聋……又方：巴豆十四枚，捣，鹅脂半两，火熔，内巴豆和，取如小豆，绵裹，内耳中，差，日一易。姚云差三十年聋。

《肘后备急方》卷六第四十七

身体头面，忽有暴肿处如吹，方：

巴豆三十枚，连皮碎，水五升，煮取三升，去滓，绵沾以拭肿上，趁手消，勿近口。

《肘后备急方》卷五第三十六

《外台》走马汤，治中恶心痛腹胀，大便不通，杏仁二枚，巴豆二枚去皮心熬。上二味，以绵缠，捶令碎，热汤二合捻取白汁饮之，当下。老小量之。通治飞尸鬼击病。

《金匮要略·腹满寒疝宿食病脉证治第十》

三物备急丸方：大黄一两，干姜一两，巴豆一两去皮心熬，外研如脂。上药，各须精新，先捣大黄、干姜为末，研巴豆内中，合治一千杵，用为散，蜜和丸亦佳，密器中贮之，莫令歇。主心腹卒暴诸百病，若中恶客忤，心腹胀满，卒痛如锥刺，气急口噤，停尸卒死者，以缓水苦酒服大豆许三、四丸，或不下，捧头起灌，令下咽，须臾当差。如未差，更与三丸，当腹中鸣，即吐下，便差。若口噤，亦须折齿灌之。

《金匮要略·杂疗方第二十三》

治疗肿恶疮……又方：若初不知是疔疮，已经数日毒气入里，用雄黄、郁金各五钱，巴豆去壳油半钱为末，面糊丸如绿豆大。每服七丸，冷茶清吞下，取利为度，如未利再服。

《卫气易简方·疗肿》

恶疮，黄水出流，……又方：藜芦、巴豆，上二味，等分，烧灰，和腊月猪汁，封涂。

《千金翼方》卷二十四第十

中军候黑丸，主澼饮停结满闷目暗方：黑又作里

芫花三两　巴豆八分　杏仁五分　桂心　桔梗各四分

上五味末之，蜜丸服如胡豆三丸，日一稍增，得快下止。

《千金要方》卷十八第六

巴豆，辛而大热大毒，开窍宣滞，去脏腑沉寒，最为斩关夺门之将。破痰癖血瘕，气痞食积，生冷硬物所伤，大腹水肿泻痢……

注："时珍曰：一妇年六十，溏泻五脏，投生冷油腻肉食，即作痛；服升泻药泻反甚。脉沉而滑，此乃脾胃久伤，积食凝滞，法当以热下之，用蜡匮巴豆丸五十粒，服二日，不利而愈。自是每用治泻痢，愈者近百人。"

《本草从新·乔木类·巴豆》

《圣惠方》治中风口㖞，巴豆七枚，去皮，烂研，㖞左，涂右手心；㖞右，涂左手心。仍以暖水一盏安向手心，须臾即便正，洗去药，并频抽掣中指。

《证类本草·木部下品·巴豆》

顺流紫丸，主心腹积聚，两胁胀满，留饮痰癖，大小便不利，小腹切痛，膈上塞方：

石膏五分　代赭　乌贼骨　半夏各三分　桂心四分　巴豆七枚

上六味末之，蜜丸。平旦服一丸如胡豆，加至二丸。胡洽有苁蓉、藜芦、当归各三分，《范汪方》无石膏半夏，有当归一分，茯苓三分，苁蓉二分，藜芦五分

《千金要方》卷十八第六

五尸者，其状腹痛胀急不得气息，上冲心胸，旁攻两胁，或礧块痛起，或牵引腰脊。兼治之……又方：

干姜、附子各一两，桂心二分，巴豆三十枚（去心，并生用），捣筛，蜜和，捣万杵，服二丸，如小豆大。此药无所不治。

《肘后备急方》卷一第六

五尸者，其状腹痛胀急不得气息，上冲心胸，旁攻两胁，或礧块涌

起，或挛引腰脊。并治之……又方：

桂一赤，姜一两，巴豆三枚，合捣末，苦酒和如泥，以敷尸处，燥即差。

《肘后备急方》卷一第六

五尸者，其状腹痛胀急不得气息，上冲心胸，旁攻两胁，或磥块涌起，或挛引腰脊。并治之……又方：

龙骨三分，藜芦二分，巴豆一分，捣，和，井花水服，如麻子大，如法丸。

《肘后备急方》卷一第六

《圣惠方》又方：治牙痛，巴豆一粒，煨至黄熟，去壳，用蒜一瓣，切一头作盖，剜去中心，可安巴豆在内，以盖子合之，用绵裹，随患处左右塞耳中。

《证类本草·木部下品·巴豆》

王壶丸，主万病皆用之。

雄黄二两　八角附子二两，炮　藜芦二两　丹砂二两　矾石二两，烧　巴豆仁二两，去皮

上六味，以王相日童子斋戒，天晴明时合，先捣巴豆三千杵，次内矾石又三千杵，次纳藜芦，又三千杵，次内雄黄，又三千杵，次内丹砂，又三千杵，次内附子，又三千杵，次内白蜜，又三千杵，讫，更治万杵，佳，无丹砂用真朱四两代之，每纳药即下少蜜，恐药飞扬，盛蜜器中封之勿泄气，安清净处。大人丸如小豆许，服药下病者，宿勿食，旦服二丸，不知者，暖粥饮发之，在膈上者吐，膈下者利，或但噫气而已，即愈。一切万病，量之不过一丸二丸，莫不悉愈，必以王相天晴明合之，大有神验，若非此日合之，极不中用，徒事苦耳。

《千金翼方》卷二十第一

桔梗丸，主诸疰万病，毒疰，鬼疰，食疰，冷疰，淡饮，宿食不

消，并酒澼方：

藜芦二两，熬　皂荚二两，炙，去皮子　巴豆仁二两，熬　桔梗二两　附子二两，炮去皮

上五味，末之，蜜和，捣万杵，欲服，宿勿食，旦服两丸如梧子。仰卧勿眠，至食时，若膈上吐，膈下利，去恶物如蝌蚪虾蟆子，或长一尺二尺，下后大虚，作羹补之，三四日将养，病不尽，更服如初。

《千金翼方》卷二十第一

十疰丸，主十种疰，气疰，劳疰，鬼疰，冷疰，生人疰，死疰，尸疰，水疰，食疰，土疰等方：

雄黄一两　人参一两　甘草一两，炙　藁本一两　巴豆一两，去皮心，熬　桔梗一两　附子一两，炮，去皮　皂荚炙，去皮子　蜀椒一两，汗　门冬一两，去皮心，熬

上十味，末之，蜜和，空腹服一丸如小豆大，日二，稍加，以知为度，极效。

《千金翼方》卷二十第一

治时行病急黄，并瘴疠疫气及痃疟，茵陈丸方：

茵陈　栀子　芒硝　杏仁各三两　巴豆一两　恒山　鳖甲各二两　大黄五两　豉五合

上九味末之，以饧为丸，饮服三丸如梧子，以吐利为佳，不知加一丸，神方。初觉体气有异，急服之即瘥。

《千金要方》卷十第五

白膏，主面渣疱痈恶疮方：

附子十五枚　蜀椒一升　野葛一尺五寸

上三味切，醋渍一宿，猪膏一斤煎，附子黄，去滓涂之，日三。

《千金翼方》卷五第五

调中五参丸，主十年呕，手足烦，羸瘦面黄，食不生肌肤，伤饱食

不消化。方：

人参　丹参　沙参　苦参　玄参　防风　蜀椒去目闭口者，各一两汗　大黄四两　巴豆去心皮，熬　䗪虫熬，各五十枚

上十三味，捣筛为末，炼蜜和，丸如小豆大，空腹饮服二丸，日三服，蒸大黄于五升米下，及热切之，日曝干。

《千金翼方》卷十九第七

太敷白膏，治百病，伤寒喉咽不利，头项强痛，腰脊两脚疼，有风痹湿肿难屈伸，不能行步，若风头眩，鼻塞，有附息肉生疮，身体隐疹风搔，鼠漏瘰疬，诸疽恶疮，马鞍牛领肿疮，及久寒结坚在心，腹痛胸痹，烦满不得眠，饮食咳逆上气，往来寒热，妇人产后余疾，耳目鼻口诸疾悉主之，亦曰太一神膏方：

蜀椒一升　附子三两　升麻切，一升　巴豆　芎䓖各三十铢　杏仁五合　狸骨　细辛各一两半　白芷半两　甘草二两　白术六两　一方用当归三两

上十二味，㕮咀，苦酒淹渍一宿，以猪脂四斤微火煎之，先削附子一枚，以绳系着膏中，候色黄膏成，去滓。伤寒，心腹积聚，诸风肿疾，颈项腰脊强，偏枯不仁，皆摩之，日一。痈肿恶疮，鼠瘘瘰疬，炙手摩之。耳聋，取如大豆灌之。目痛炙，緲缥白翳如珠当瞳子，视无所见，取如黍米敷白上，令其人自以手掩之，须臾即愈，便以水洗，视如平复，切勿当风，三十日后乃可行。鼻中痛取如大豆纳鼻中，并以摩之。龋齿痛，以绵裹如大豆，着痛齿上咋之。中风，面目鼻口㖞僻，以手摩之。若晨夜行，避霜雾，眉睫落，数数以铁浆洗，用膏摩之。

《千金要方》卷七第五

辽东都尉所上丸，治脐下坚癖，无所不治方：

恒山　大黄　巴豆各一分　天雄二枚　苦参　白薇　干姜　人参　细辛　狼牙　龙胆　沙参　玄参　丹参各三分　芍药　附子　牛膝　茯苓各五分　牡蒙四分　藋芦六分，一方云：二两三分

《千金要方》卷四第二

水病……若唯腹大，动摇水声，皮肤黑，名曰水蛊，巴豆丸十枚（去皮心），杏仁六十枚（去皮尖并熬令黄）。捣和之，服如小豆大一枚，以水下为度。勿饮酒，佳。

《肘后备急方》卷四第二十五

巴豆，味辛温生温热熟寒有大毒。主伤寒温疟寒热，破癥瘕结聚坚积，留饮痰癖，大腹水肿，荡涤五脏六腑，开通闭塞，利水谷道，去恶肉除鬼毒蛊疰邪物，杀虫鱼，疗女子月闭烂胎金疮脓血不利丈夫阴，杀斑蝥毒，可炼饵之益血脉，令人色好变化鬼神通。一名巴椒生巴郡川谷，八月采阴干用之去心皮。

《翼方·本草中·木部下品》

治大热行极，及食热饼，夏饮冷水过多，冲咽不即消，仍以发气，呼吸喘急方：大黄、干姜、巴豆，等分，末，服半钱匕，若得吐下即愈。

《肘后备急方》卷三第二十三

治蛊注，四肢浮肿，肌肤消索，咳逆，腹大如水状，死后转易家人，一名蛊胀方。《小品》名雄黄丸，一名万病丸

雄黄　巴豆　莽草　鬼臼各四两　蜈蚣三条

上五味末之，蜜和，捣三千杵，密封勿泄气，勿宿食，旦服如小豆一丸，一炊不知，更加一丸，当先下清水，次下虫长数寸，及下蛇，又下卵段鸡子或白如膏，下后作葱豉粥补之，百种暖将息。

《千金要方》卷二十四第四

又，飞尸入腹刺痛死方

凡犀角、射罔、五注丸，并是好药，别在大方中。治卒有物在皮中如虾蟆，宿昔下入腹中，如杯不动摇，掣痛不可堪，过数日即煞人方：

巴豆十四枚　龙胆一两　半夏　土瓜子各一两　桂一斤半

上五味合捣碎，以两布囊贮，蒸热，更番以熨之。亦可煮饮，少少

服之。

此本在杂治中，病名曰阴尸，得者多死。

《肘后备急方》卷一第六

疗中蛊毒，吐血或下血，皆如烂肝……又方：

巴豆一枚（去心、皮，熬）豉三粒，釜底墨方寸匕，合捣为三丸，一丸当下毒，不可者，更服一丸，即下。

《肘后方·卷七治中蛊毒方第六十三》

《晋书》又曰，程据为太医令，武帝初受魏禅，改元为太始，而据贡雉头裘，帝以奇伎异服，典礼所禁，焚之于殿前，据以医术承恩，出入禁闼，因为贾后合巴豆杏子丸害愍怀太子。遂就戮焉。

《御览·方术部三·医二》

鱼食巴菽而死，鼠食之而肥。

《淮南子·说林训》

鼠食巴豆三年，重三十斤

《博物志·杂说上》

巴豆悍利，西洋人烘取去油，变其辛烈之味为焦香，名曰咖啡茶，消食利肠胃，并不攻泻，真善制巴豆者也。外利用巴豆为末，加雄黄炒至黑色，为乌金膏，化腐极妙不伤好肉。……

《本草问答》卷下

《广济》疗牙疼，巴豆丸方：巴豆十枚，去皮心熬，研如膏，大枣二十枚，取肉，细辛一两末。上三味相和，研为丸，以绵裹着所疼处咬之，如有涕唾，吐却，勿咽入喉中，日三，瘥。

《外台秘要·牙疼方八首》

雷氏千金丸，主行诸气，宿食不消，饮实中恶，心腹痛如刺，及疟方：

大黄五分　巴豆仁六十枚　桂心　干姜各二两　硝石三分

上五味末之，蜜丸，捣三千杵，服如大豆二丸，神验无比，已死者折齿灌之。

《千金要方》卷十七第八

治遁尸尸疰心腹刺痛不可忍方：

桂心　干姜各一两　巴豆仁二两

上三味治下筛，以上醋和如泥敷病上，干即易之。

《千金要方》卷十七第八

伤寒内伤积食，小腹硬胀，大小便不通，不能言语，神思欲脱，两目直视，手足强直，症候危笃，难以下药者，……又方：急取巴豆十粒捣烂，入面一钱捻作饼，安脐，以小艾火炙五次，气达即通。

《华佗神医秘方·伤寒外治诸方》

聋久不效，大蒜一瓣，中挖一孔，以巴豆一粒去皮膜，火炮极熟，入蒜内，用新绵包定，塞耳内，三次效。

《文堂集验方·耳症》

其中则有巴菽巴戟，灵寿桃枝，樊以藉圃，滨以盐池。
李善注："巴菽，巴豆也。巴戟，巴戟天也。"

《文选·左太冲蜀都赋》

解巴豆毒，口渴面赤，五心烦燥，泄泻不止者是。用黑豆一升煮汁，凉饮即解。又方：川黄连煮水，凉服亦效。

《验方新编·解救诸方》

治耳（鸣）肾虚耳中作风水声：椒目，巴豆，菖蒲，松脂，各一钱。其为末，以纸薄卷作筒，塞耳，一日一换。一方，同以蜡为丸如枣核，塞耳。一方无松脂。

《济世神验良方·耳病门》

胸膈食积：牵牛末一两，巴豆霜三筒、研末，水丸梧子大，每服二三十丸，食后随伤物汤下。（儒门事亲）

《本草纲目·草部·蔓草类·牵牛子》

巴豆，味辛温，主伤寒温疟寒热，破癥瘕结聚坚积，留饮淡癖，大腹水张，荡涤五脏六府，开通闭塞，利水谷道，去恶肉，除鬼毒蛊注邪物，杀虫鱼，一史巴叔，生川谷。

《神农本草经》卷三

《外台》桔梗白散，治咳而胸满，振寒，脉数，咽干不渴，时出浊唾腥臭，久久吐脓如米粥者，为肺痈。

桔梗、贝母各三分，巴豆一分去皮，熬，研如脂。

上三味为散，强人饮服半钱匕，羸人减之。病在膈上者，吐脓血；膈下者，泻出。若下多不止，饮冷水一杯则定。

《金匮要略·肺痿肺痈咳嗽上气病脉证治第七》

治小肠水，少腹满，暴肿，口苦干燥方：巴豆三十枚和皮㕮咀，水五升煮取三升，绵纳汁中，拭肿上，随手减矣。日五六拭，莫近目及阴。

《千金要方》卷二十一第四

治风搔隐疹，心迷闷乱，方：巴豆二两，以水七升，煮取三升，故帛染汁拭之，大人小儿加减之。

《千金要方》卷二十二第五

寒实结胸，无热证者，……白散亦可服。白散方：桔梗三分，巴豆一分，去皮心，熬黑，如脂贝母三分。右件三味为末，内巴豆，更于臼中杵之，以白饮和服，强人半钱匕，羸者减之。病在膈上必吐，在膈下必利。不利，进热粥一杯；利过不止，进冷粥一杯。

《伤寒论·辨太阳病脉证并治下第七》

礞石，巴豆去食积。

《证治要诀·积聚》

深师，疗咳方：巴豆炮，去壳勿伤肉。白饮吞下。初日饮服二枚，二日三枚，良。忌野猪肉、芦笋。

《外台秘要·疗咳方一十四首》

治小儿身肿并手足肿，兼瘾疹。用巴豆五十枚，去皮心，水二升，煎取一升，用帛于汤中，随手拭之。

《普济方·婴孩诸热疸肿门·诸肿》

香橘丸，治小儿四肢肿满：杏仁十四个，巴豆十四个，青皮、陈皮各半两，麸半斤。

上一处炒白为细末，醋糊为丸如绿豆大，每服十丸至二十丸，冷姜汤下。

《普济方·婴孩诸热疸肿门·诸肿》

塌气散，治小儿腹胀气粗，并疳食攻面目浮肿。木香一分，青皮半两，巴豆三十粒，同炒黄色，去巴豆。

上为末，三岁半钱，米汤调下，食前连进，即效。

《普济方·婴孩诸热疸肿门·诸肿》

蜡茶丸，治小儿下痢脓血，寒热不除。

豉八十粒炒令焦黄　大豆炒令焦黄去皮半两　黄连去发　硝石各一分　黄瓜醋炒焦七分　巴豆二十枚去皮麸炒令出香油

上为细末，入熔蜡一分，并炼蜜和丸如黍米大，一、二百日内儿，每服二丸，一二岁儿，每服可五丸，三、四岁儿，每服七丸，米饮下，空心，随儿大小加减服之。

《普济方·婴孩下痢门·脓血痢》

治小儿身肿并手足肿兼瘾疹，用巴豆二十枚去皮心，水二升，煎一升，以绵于汤中蘸洗，随手拭之。

《卫生易简方·小儿·积聚痞结》

治大人小儿一切咳嗽痰饮，用生南星，生半夏各四两、白矾二两，飞时放去壳巴豆二十一粒，候矾冷定去豆。三味为末，生姜自然汁丸如桐子大（小儿丸如麻子大）。每服二十丸，食后姜汤下。

《卫生易简方·小儿·感冒嗽喘》

治痔漏，用枳壳水浸去瓤，每二片用巴豆一粒在内，线缚，于银石器内，米醋高一指，煮干大豆，焙为末，醋糊丸如桐子大，每服十五丸，空心茶清送下。

《卫生易简方·痔漏》

治水蛊腹大，摇动水声，皮肤黑色，用巴豆去皮心熬黄，捣丸如小豆大，水下一丸，以利为度，勿饮酒。

《卫生易简方·水肿》

治积聚心腹痞痛，呕吐不止，用皂角一锭一尺二寸烧留性，盆合于地，土壅勿令出烟；巴豆十二枚去壳，以面一两同炒黄，为末，醋糊丸如绿豆大，每服十丸，食后盐汤下，约量加减。

《卫生易简方·积聚癥瘕》

治小肠气痛……又方：用川楝子一两破作四块，巴豆二十粒同炒黄去巴豆；茴香一两盐炒黄去盐，为末，每服三钱，空心葱白、酒调下。

《卫生易简方·疝气》

治肾脏膀胱连小肠等气，用楝实一百个温汤浸去皮，巴豆二百个槌微破，麸二升，铜锅内共炒，楝实赤熟为度，去核为末。每服三钱，热酒或醋汤调服。麸、巴不用。

《卫生易简方·疝气》

治痰嗽，用白矾一两、人参半两、巴豆十粒去皮油，为末，醋糊丸如桐子大，豆粉为衣。每服三、五丸，临卧姜汤下。

《卫生易简方·咳嗽》

治痰嗽……又方：用知母、贝母各一两，巴豆二十粒去皮细（心），为末。每服一字，生姜三片蘸末，卧细嚼下，次早利一行，粥补甚效。

《卫生易简方·咳嗽》

阿魏丸，治胃怯弱，食肉食麦，或食生果，停滞中焦，不能克化，致腹胀疼痛，呕吐不食，或痢或秘，悉主之。阿魏（酒浸，化，旋入）官桂（不见火），莪术（炮），麦芽（炒），神曲（炒），青皮（去白），萝卜子（炒），白术，干姜（炮、各半两），百草霜（三钱），巴豆（去壳油，三七个）。

上为细末和匀，用薄糊为丸如绿豆大，每服二十丸，不拘时候，姜汤下，麦伤，用麦汤下，生果伤，伤用麝香汤下。

《济生方·积聚》

曲蘖丸，治酒癖不消，心腹胀满，噫醋吞酸，呃逆不食，胁肋疼痛，服之神效。

神曲锉、炒　麦蘖炒，各一两　黄连去须，半两　巴豆三粒，去壳，同炒令转色，去巴豆不用上为细末，沸汤和丸如桐子大，每服五十丸，食后姜汤下。

《济生方·癖》

黑丸子，治中脘有宿食，吞酸恶心，口吐清水，噫宿腐气，或心腹疼痛，及中虚积聚飱泄，赤白痢下。乌梅肉（七个），百草霜（三钱），杏仁（去皮尖，别研，三七枚），巴豆（去壳并油，二枚），半夏汤（泡七次，九枚），缩砂仁（三七枚）。

上为细末，和匀，用薄糊为丸，如黍米大。每服十五丸，加至二十丸，用熟水下，姜汤亦得，更看虚实，增损丸数，或因食生冷鱼脍等，用治中汤下亦可。

《济生方·积聚》

如意丸，治虚中积冷，气弱有伤，不能传化，心中坚痞，两胁胀满，心腹疼痛，噫宿腐气，及霍乱吐泻，米谷不消，久痢赤白，脓血相杂，久病黄色羸瘦，及腹中一切食癥之疾，并皆治之。枳壳（去瓤），槟榔、橘红、半夏（汤泡七次）、莪术、京三棱、干姜炮、黄连（去须，各二两），巴豆（三七粒，连壳用）。

上除巴豆外，锉如豆大，用好醋合巴豆煮干，去巴豆，余药焙为细末，薄糊为丸，如绿豆大，每服十丸，加至十五丸，清茶姜汤送下，食后临卧服，孕妇不宜服。

《济生方·积聚》

通身浮肿：取活癞蛤蟆一双，以巴豆七粒，用纸包好，纳入口中，用绳吊在有风无日之处，阴干，剖开去纸，将头足分为五起，肝肠亦分为五起，配匀，收入瓷瓶，勿使泄气，临用取出，焙枯研末，冲酒服，从头吃起，病从头消，从前两足吃起，病从两手消；从后两足吃起，病从两足消。或不必分开亦可。轻者一二日消尽，重者五日全消。终身忌食虾蟆。此治浮肿秘传第一神方也。珍之宝之。忌盐酱一百二十日。各种鼓胀亦可治。

《验方新编·蛊胀》

治膀胱气，金楝散：

巴豆一百粒，去壳　川楝子二十四个，汤浸去薄皮，切作片子

上二味，用麸一升，同炒令黄赤，去麸与巴豆不用，只将川楝子肉一味为末，每服三钱，温酒空心送下。余阅古今一切名方，无如此奇特有效。一方川楝子不用巴豆炒亦妙。

《医学纲目》卷之十四诸疝

〔《局》〕妙香丸，丹溪云：疏诀肠胃，制伏木火之剂

辰砂水飞，八两　龙脑　腻粉研　麝香研，各八两　牛黄半两　金箔九十片、研　巴豆三百五十粒，云皮心膜，炒熟，研如泥，去油

上合研匀，用净黄蜡六两，入白矾七钱半，同炼蜜匀为丸。每两作三十丸，米饮吞下。如要此药速行，即用针刺一眼，入冷水浸少时服之。

《医学纲目》卷之五治发热

〔垣〕治疟疾：大蒜（一颗，分开片）

上一片，纳入巴豆肉一粒，轻纸裹煨熟，去巴豆，研入黄丹为丸，如鸡头大。每服一丸，先发寒，用桃枝七寸东向者，煎汤，发日五更面北服。如发热，用冷水送下，未全好，次发又可进一服，除根。

《医学纲目》卷之六疟寒热

治急中风，口闭涎上，欲垂死者，一服即瘥。

江子二粒去皮膜　白矾如拇指大一块，为末

上将二味，在于新瓦上煅，令江子焦赤为度，为末，炼蜜丸，如鸡豆大。每服一丸，用绵裹放患入口中近喉处，良久吐痰立愈。

《医学纲目》卷之十中风

〔垣〕神保丸，治心膈痛，腹痛血痛，肾气胁下痛，大便不通，气噎，宿食不消。

木香二钱半　胡椒二钱半　巴豆十枚，去皮心膜，研　干蝎七枚

上四味共为末，汤浸蒸饼为丸如麻子大，亦用朱砂为衣。每服五丸。心膈痛，柿蒂灯心汤下。腹痛，柿蒂煨姜汤下。血痛，炒姜醋汤下，肾气胁下痛，茴香酒下。大便不通，蜜汤调槟榔末一钱下。气噎，木香汤下。宿食不消，茶酒送下。

《医学纲目》卷之十四胁痛

〔罗〕解毒雄黄丸，治缠喉风，及急喉闭，卒然倒仆，牙关紧急。
雄黄　郁金各一分　巴豆去皮油，十四个
上为细末，醋糊为丸绿豆大，茶清下七丸，吐出顽痰，立苏，未吐再服。如至死者，心头犹热，灌药不下，斡口开灌之下咽，无有不治。如小儿惊热，痰涎壅塞，或二丸三丸，量小大加减。（一法用雄黄丸三粒，醋磨化灌之尤妙，其痰立出即瘥。）

《医学纲目》卷之十五咽喉

〔罗〕八毒赤散，治男子妇人染着神鬼，谓之鬼疰病。
雄黄　矾石　朱砂　牡丹皮　附子炮　藜芦　巴豆各一两　蜈蚣一条
上八味，为细末，炼蜜为丸，如小豆大，每服十丸，冷水送下无时。

《医学纲目》卷之十六谵妄

〔《精》〕治箭镞入骨，不可拔者。
巴豆去壳，微熬　蜣螂
并研匀，涂所伤处，须臾痛定又微痒，忍之。待极痒不可忍，便撼动箭镞，拔之立出。《经验方》同。

《医学纲目》卷之二十撷扑伤损

〔洁〕一上散　治蝎螫痛。
半夏一字，用生，为细末　雄黄一字，另研　巴豆一个，去皮，研如泥
上三味，同研，和匀上之。

《医学纲目》卷之二十通治诸般恶虫咬

〔丹〕追毒丸：

海浮石烧赤，醋淬七次，半两　乳香　没药各一钱　巴豆四十九粒　川乌一两

上为末，醋糊丸，如桐子大。若患二三日服十丸，五六日服十四丸，随病上下服之。先吃冷酒半盏或一盏，又用冷酒吞下。如呕，吞之不妨出药，依上服之。病人大便不动，再用三丸。如疔看得端的，爪破，用头垢留患处，后服药。

《医学纲目》卷之十九痈疽所发部分名状不同

缠喉急痹，缓治则死，用解毒丸：雄黄一两，郁金一钱，巴豆十四粒，去皮油，为丸。每服五分，津咽下。雄黄破结气，郁金散恶血，巴豆下稠涎。然系厉剂，不可轻用。

《本草从新·乔木类·巴豆》

治小儿食积，口中气温，面黄白，多睡，大便黄赤臭，消积丸：

缩砂十二个　丁香九个，不见火　乌梅肉三个　巴豆一个去皮、膜、油

上细末，糊丸如黍米大。三岁以上五六丸，三岁以下二、三丸，温水下，无时。

《普济本事方·小儿病》

治喉闭

上宜巴豆十个，去壳，将皮纸捶巴豆油在纸上，将纸作大条子燃绳，灯上烧着，吹灭，浓烟插入喉中，得吐，妙。

《普济方》卷六十一咽喉门

治咽喉肿痛

又方：白矾三钱　巴豆三个，去壳

同炒候矾枯，去巴豆，只研矾为末，调灌，或点入喉中。

《普济方》卷六十三咽喉门

治妇人面上粉刺方：

滑石半两　黄蜡一钱　巴豆五个

上各为细末，每用少许，如常法洗面。

《普济方》卷五十一面门

治咳嗽，胸胁支满，多唾，上气方……又方：巴豆炮，去皮，勿伤破肉，白饮吞之，初日二枚，二日三枚。

《千金要方》卷十八第五

巴豆毒：

煮黄连汁　大豆汁　生藿汁，《肘后》云小豆藿。　菖蒲汁　煮寒水石汁

《千金要方》卷二十四第二

周密《志雅堂杂抄》："治喉闭方：用竹纸渗巴豆油令满，作纸捻点灯，旋吹灭之，以烟熏喉间，即吐恶血而消。"

《焦氏笔乘·医方》

治小儿手足身体肿方……又方，并治瘾疹。

巴豆五十枚，去心皮。

上一味，以水三升，煮取一升，以绵纳汤中，拭病上，随手灭，神良。

《千金翼方》卷十一第二

桃仁膏　治霍乱吐泻

桃仁　杏仁　巴豆各一枚　朱砂少许

上同研，饭为丸如米大。每服一丸，以米饮吞下。

《普济方·婴孩吐泻门·霍乱》

妙灵丸全婴方　治小儿久患恶痢，里急后重，并滑肠泄泻，虚中有积。

硇砂一钱　辰砂少许

上研细，以黄蜡半两，先于盏内熔成汁，入去皮巴豆三七粒，煎巴豆紫色，去巴豆，入前二味再研和于蜡内，三分中取一分，再成汁，倾药在内，急搅令剂，刮出，磁盒内收。丸小豆大，三岁二丸。泄泻恶痢，艾汤送下。水泻，冷水下，食前，取积，增药丸数。冷泻，甘草汤下，临卧服。

《普济方·婴孩下痢门·一切痢久不瘥》

胆矾丸　治消疳癖，进食止泻，和胃遣虫

绿矾须真者二两　胆矾真者一钱为粗末　大枣四十个去核　好醋一升以上四物熬令枣烂和后药　使君子二两去皮　枳实二两去微炒　黄连一两　巴豆二十个去皮破之　诃黎勒去穰一两各为粗末以上五味同炒令黑直入后药　夜明砂一两　虾蟆灰存性五分　苦枣根皮末半两以上三味同炒候干同煎三物杵罗为末

上同煎膏和，一臼中杵下千，如末成，旋入熟枣肉亦可。多恐服之难化，太稠则入温水，可丸如绿豆大。每服十丸，米饮水下，不拘时。

《普济方·婴孩诸疳门·治小儿一切疳·附论》

蟾头丸　治小儿五疳，毛发干枯，羸瘦烦热，肚大脚细。

蟾头一枚炙黄令焦　青黛研细　龙脑研细　巴豆去皮心研去油　干蝎微炒　白附子炮制　腻粉研入　牛黄细研　麝香细研　天竺黄研细　雄黄细　朱砂研细各半分

上为末，青黛等同研令匀，以水染料蒸饼和丸，如绿豆大。每服一岁粥饮下一丸。

《普济方·婴孩诸疳门·治小儿一切疳》

蟾蜍丸出《傅氏活婴方》

蟾蜍　大皂角同烧存性为末一味一两　青黛研一钱　芦荟一钱　麝香研一钱　朱砂一钱　莪术一钱　槟榔一钱

上为末，用巴豆七粒，去壳并心膜，以猪胆四枚，取汁同巴豆蒸五次，去巴豆，取胆汁和丸，如麻子大。每服二十丸，饮汤下。

《普济方·婴孩诸疳门·二十四候》

保童丸 出傅氏活婴方　治一切疳疾，癖块腹肾硬，疳劳潮热，面目手足浮肿，寒热往来，饮食减少，泄泻无常，腹内肠鸣，并皆治之。

虾蟆一个紫者，去骨烧存性　使君子一个，烧存性研　芜荑仁一钱　芦荟炮，一钱　三棱炮，一钱　莪术烧，一钱　陈皮一钱，去白　槟榔二个　辰砂半钱，研　大戟半钱　皂角同虾蟆烧　麝香少许　巴豆同青皮烧　青皮一钱，去白　干漆半钱，烧烟尽为度　半夏半钱，姜汁浸，无白为度　黑牵牛半钱，烧

上为细末，用无灰酒煮面糊为丸，如麻子大，以朱砂为衣。每服二十丸，看大小加减，淡姜汤吞下，饭饮亦可。腹中肾硬，不食及积黄，陈皮汤下。寒热用桃柳条七寸，煎汤下。身肿，桑白皮汤下。取积，五更，茶清下。风热，薄荷汤下。一方加甘遂半钱，草果仁一钱，枳壳一钱，缩砂仁一钱。

《普济方·婴孩诸疳门·二十四候》

双丸　治小儿身热头痛，饮食不消，腹胀满，或心腹疼痛，大小便不利，或下重数起，未瘥可再服。小儿蒸后，哺食减少，气息不快，夜啼不眠，是腹内不调，并宜用此丸下之。

巴豆六十枚，去皮心膜，研新布，绞去油，日中晒之白如霜　甘遂半两　朱砂一钱，研　粉甘草一两一分，炙　牡蛎煅赤，取粉二两　藙核取仁四两半，研　麦门冬汤洗去心，二两半

上麦门冬，甘草，甘遂，牡蛎四味为末，入巴豆朱砂藙仁，合和捣二十杵，更入蜜少许捣和极热旋丸。半岁儿服如半麻子大，一二岁服如麻子大一枚，分一双。三四岁者服如麻子大二丸。五六岁者服如大麻子大二丸。七八岁者如小豆大二丸。十岁微大于小豆二丸。常以鸡鸣时服，如至日出时不下者，热粥饮服数合投之即下。药丸皆双出也。下痢甚者，浓煎冷粥饮便止。

《普济方·婴孩伤寒门·总论方》

朱砂丸　治中风痰涎壅盛。

南星　白矾生用　巴豆去油　杏仁炒，别研　赭石　朱砂　半夏各等分

上为末，面糊为丸，如粟壳大，朱砂为衣。每服二十丸，葱白薄

荷汤下。

《普济方·婴孩诸风门·中风》

绛雪散 治大人小儿，咽喉肿痛，气息难通。
硼砂少许 白矾如皂子大 马牙硝三分 硝石四两 黄丹半两 巴豆六枚
上粗瓷罐子一个，先煨令热，后次第渐渐下药，巴豆逐个打破，候有火焰尽，更入一个，续入蛇蜕皮一条，谓之七擒，以火养成汁，候结硬乃成也。每用少许，竹筒子吹在患处。忌鸡犬妇人见。唯腊月合之。

《普剂方·婴孩唇舌口齿咽喉门·咽喉等疾》

牛黄丸出圣惠方 治小儿五疳，百病无辜，一切泄痢，肌肤羸瘦。
牛黄一分，细研 代赭半两，细研 赤石脂半两，细研 牡蛎粉一分 人参一分，去芦头 虎睛一对，酒浸一宿，微炙 朱砂一分，细研 杏仁一分，汤浸去皮尖双仁，研如泥 巴豆十粒，去皮心，研，纸裹压，去油
上件药，除杏仁巴豆外为末，都研令匀，炼蜜和丸，如绿豆大。每一岁以冷水下一丸。治大人小儿腹中诸疳湿，用羊尿煮汤饮下。

《普剂方·婴孩诸疳门·治小儿一切疳》

治小儿宿乳不消，腹痛惊啼，牛黄丸方：
牛黄三铢 附子二枚 真朱一两 巴豆一两 杏仁一两
上五味，捣附子真朱为末，下筛，别捣巴豆杏仁令如泥，纳药及牛黄捣一千二百杵，药成，若干入少蜜足之。百日心服如粟米一丸，三岁儿服如麻子一丸，五六岁儿服如胡豆一丸，日二。先乳哺了服之，膈上下悉当微转，药完出者病愈，散出者更服以药，完出为度。

《千金要方》卷五下第七

治小儿结实，乳食不消，心腹痛，牛黄双丸方：
牛黄 太山 甘遂各半两 真朱六铢 杏仁 芍药 黄芩各一两 巴豆十八铢

上七味末之，蜜丸。一岁儿饮服如麻子二丸，但随儿大小加减之。

《千金要方》卷五下第七

白术散　治小儿水气肿

白术　木香炮　甘草炙　茴香炒　青皮浸，去皮切，各半两　巴豆三十枚，去皮膜同青皮，一处炒了，仍去巴豆不用

上为末，饭饮调下。

《普济方·婴孩诸热疸肿门·水肿》

小儿痰喘，巴豆一粒，杵烂，绵包裹塞鼻，男左女右，痰即下。

《本草易读·巴豆三百十二》

点除黑痣，巴豆，石灰，人言等分，糯米少许，炒研点之。

《本草易读·巴豆三百十二》

《葛氏方》……又云：若药中有巴豆下利不止者方：末干姜、黄连服方寸匕。又方：煮豉服一升。

《医心方》卷一第五

治牙疼……又方：巴豆一枚不去皮膜，川椒少许约三十颗。

上先研椒，入巴豆为末，饭为丸如绿豆大，以绵裹安在蛀牙孔中，立效。

《传信适用方》卷上

巴豆毒，煮黄连汁，大豆汁、生藿汁，菖蒲屑汁，煮寒水石汁并解之。

《医心方》卷一第五

大黄丸，调小肠热结满不通方：

大黄　芍药　葶苈各二两　大戟　朴硝各三两　杏仁五十枚　巴豆七枚

上七味末之，蜜和丸，饮服，如梧子大。大人七丸，小儿二三丸，日二，热去，日一服。

《千金要方》卷十四第二

治小儿胎寒㖩啼，腹中痛，舌上黑，青涎下，当归丸，一名黑丸方：

当归九铢　吴茱萸一作杏仁　蜀椒各半两　细辛　干姜　附子各十八铢　狼毒九铢　豉七合　巴豆一枚

上九味，捣七种下筛，秤药末令足，研巴豆如膏，稍稍纳末，捣令相得，蜜和，桑杯盛，蒸五升米饭，下出，捣一千杵。一月儿服如黍米一丸，日一夜二，不知稍加，以知为度。亦治水癖。

《千金要方》卷五下第七

治小儿痰实结聚，宿癖羸露，不能饮食，真朱丸方：

真朱半两　麦门冬一两　蕤仁二百枚　巴豆四十枚

上四味末之，蜜丸，期岁儿服二丸如小豆大，二百日儿服如麻子二丸，渐增，以知为度。当下病赤黄白黑葵汁，下勿绝药，病尽下自止。久服使小儿肥白，已试验。

《千金要方》卷五下第七

点落牙……又方：用白马粪煎巴豆，揩牙即落，勿近好牙。

《普济方·牙齿门》

乌头散　治牙齿动摇，终不坚固者，宜用出牙。

川乌头　巴豆　大硼砂　硼砂　大蜘蛛　腻粉

上等分细罗为散，研入巴豆令匀。每用少许着牙根，一食间，牙即自出。

《普济方》卷七十牙齿门

神圣膏药，治一切恶疮。

当归　藁本各半两　没药　乳香各二钱　白芨　琥珀各二钱半　黄丹二两　白胶香三两　黄蜡二两　粉霜一钱　木鳖子五十个,去皮　巴豆十五粒,去油　清油　槐柳枝各一百二十支　胆矾一钱

上件一处，先将槐柳枝下在油内，熬焦取出，复下余药熬，勿至焦，滤出，却将油澄清，下黄丹，再熬成膏，用绯帛摊之，立有神效。

《医学纲目》卷之十九痈疽所发部分各状不同

轻粉散，治小儿壮热惊风：天南星、半夏、滑石各一钱，巴豆霜一字。

上为细末，轻粉半钱，研匀，面糊为丸，如粟米大。每岁三粒，三岁七粒，用葱汤下。

《普济方·婴孩诸热疮肿门·壮热》

桃符丸，治小儿风热：大黄、郁李仁、黄叶、宣黄连、郁金各一分，巴豆二七七个去皮油，为霜，轻粉二钱。

上为末，滴水为丸，如绿豆大，以朱砂为衣。每服二丸，用桃符煎汤，看人大小加减。

《普济方·婴孩诸热疮肿门·风热附论》

鲊汤丸，治小儿泻痢五色脓血，如烂鱼肠，并无大便，只是脓血，肠中搅痛。粉霜、轻粉、朱砂、硇砂各一钱，白丁香四钱，乳香半钱，巴豆七粒，去皮心不去油。

上为末，蒸枣肉丸小豆大，三岁二丸，煎鲊汤吞下，候积下，与调胃气，并食前服。

《普济方·婴孩下痢门·脓血痢》

桃枝丸出钱氏方　疏取积热及结胸，又名桃符丸。
巴豆霜　川大黄末各一钱　轻粉　硇砂各半分

上为细末，面糊为丸，粟米大，煎桃枝汤，一岁儿五七丸，五七岁

二三十丸，桃符汤亦可，临卧服。

《普济方》卷三百八十四婴孩诸热疮肿门

夺命散　治惊风痫病，眼目翻视，牙关噤急，口内无气，唇赤，并皆治之。

蜈蚣　轻粉　朱砂　麝香　白附子　牛黄以上各一分　蟾酥半钱　水银用枣肉少许，不见星秤一钱　天南星一个，去心　真珠末，一字　巴豆霜三个，去油

上为末，枣肉为丸，每服三丸，薄荷汤下，口噤不开，研灌入鼻中，心烦壮热，荆芥汤下，加减。

《普济方》卷三百七十八婴孩一切痫门

钱汤丸，治小儿惊积壮热。猪牙皂角灰一钱，朱砂一钱，天南星末半钱，滑石末一钱，轻粉一钱，好者，巴豆二十四粒，去皮尖。

上六味同研至细，以寒食面为糊，和丸如绿豆大。每服一岁二岁二丸，三岁三丸，煎钱汤下，临卧服。

《验方新编·惊痫》

粉香散　吹乳蛾即开。

白矾三钱　巴豆三粒，去皮油　轻粉　麝香各少许

上于铁器上飞白矾沸，入巴豆在矾上枯去，不用巴豆，为细末，三味和合吹喉中。

《医学纲目》卷之十五咽喉

急惊……不可听信时医峻用攻击，如巴豆，轻粉之类，以取速效，伤害不小。

《验方新编·小儿科·杂症治》

治小儿急慢惊风，积痫，扁银丸：青黛三大钱，水银（一皂子大，同黑铅炒结成砂子），寒食面、黄明胶（炒令焦，为末），各二钱，轻

粉（炒，五钱），雄黄（水飞），粉霜、朱砂（水飞各一钱），巴豆二十一个（去皮膜油），脑麝少许。上都研细匀，滴水为丸如麻子大，捏令扁曝干，瓷合盛，一岁一丸，随意加减，煎皂子汤送下，不得化破。

《普济本事方·小儿病》

水银丸　治小儿急惊，涎潮昏塞，发搐不定。

水银_{半两，用黑铅一分，结砂子}　巴豆_{五十粒，去皮、心、膜，出油}　腻粉_{一钱，研}　半夏_{生为末，半分}　龙脑_{研，半钱}

上同研匀，去石头油如膏，用油单密收，每服量儿大小，旋如绿豆大。一岁儿二丸，煎金银薄荷汤下，须臾利下稠涎，惊搐立定，更不须服。

《普济方·婴孩惊风门·急惊风》

褊银丸　治小儿急惊风，膈上风痰，喘粗壮热，或伤乳食，渴燥腹胀，或即下利。

巴豆_{半钱，去油}　京墨_{二钱，烧}　水银　并黑铅_{各一钱}

上为末，入麝香半字，陈米饭为丸，小豆大。三岁三丸，薄荷汤放冷吞下，不得化下。

《普济方·婴孩惊风门·急惊风》

珍珠丸　治小儿急惊风，发搐涎潮，壮热有痰，嗽壅盛。

白附子　滑石　巴豆_{十五粒，去油}　轻粉_{各一钱}　天南星_{一钱}

上为末，糊丸如小豆大。三岁一二丸，葱白汤送下。一方加蝎尾半钱。

《普济方·婴孩惊风门·急惊风》

天南星丸　治小儿急惊，痰涎壅毒，壮热腹胀。

天南星_{炮制}　朱砂_{细研}　水银_{以小枣肉研，令星尽，各一分}　金箔_{二七片，细研}　银箔_{二七片，细研}　麝香_{二钱，细研}　巴豆_{二枚，去皮心，研，纸裹压，去油}

上捣罗天南星为末，共研令匀，炼蜜丸，如黍米大。一岁儿每服以温暖水下一丸，取下恶物为效；二岁以上，加丸服之。

《普济方·婴孩惊风门·急惊风》

龙脑水银丸　治小儿急惊，并宣转风热。

龙脑研　麝香研，各一钱　猪牙皂角炙　甘遂各一钱　腻粉研一钱　青黛研　水银结砂子，各二钱　巴豆去皮，心，膜研，七粒，不出油

上为末，面糊丸，如麻子大。一岁一丸，更量病紧慢，及儿大小，加减，用薄荷汤下。

《普济方·婴孩惊风门·急惊风》

雄黄丸　治急惊风，牙关紧急，筋脉抽搐，腰背强硬，口内多涎。

雄黄一钱，细研　麝香一钱，细研　牛黄一钱，细研　朱砂一钱，细研　腻粉三钱　巴豆七枚，去皮心，研，纸裹去油　半夏二钱，汤洗，七次，去滑　天浆子一枚，内有物者微妙　水银一钱用枣肉研令星尽

上为末，入水银膏，同研令匀，炼蜜和丸，如黍米大。不计时候，以温酒下二丸。量儿大小，加减服之。

《普济方·婴孩惊风门·急惊风》

软红丸　治小儿急惊，身热涎壅，拘急牵掣，口噤上视。

丹砂研　腻粉各一分，研　龙脑半钱，研　蝎梢一钱，捣末　水银一钱，结砂子　硇砂研　粉霜各一钱半，研　半夏二七枚，汤洗七次，焙干，捣末　巴豆五十枚，去皮心，不出油，研

上为末，炼黄蜡一两，入熟油少许，同药末研匀为膏，旋丸如绿豆大。每服二丸至三丸。量儿大小虚实，龙脑腻粉水下。

《普济方·婴孩惊风门·急惊风》

取积聚方：轻粉、粉霜、朱砂（各半两），巴豆霜（二钱半）。

上同研匀，炼蜜作剂，旋丸如麻子大，生姜汤下三丸，量虚实加减。

《华氏中藏经·疗诸病药方六十道》

保命膏　治吐逆不定，服热药过多，不能瘥者。

丁香　山大戟　大黄炮　不灰木烧红放冷　甘遂各一分，以上俱为细末　朱砂细研　水磨雄黄细研，水飞各半两　粉霜　水银用结锡砂子各重一钱　巴豆去皮，心，膜，不去油，研细十个

上都研匀，用黄腊四两，银石器中熔，搅成膏，旋取和丸如黍米大。每服，未周晬一粒，二三岁两粒，四五岁三粒，六七岁五粒，十岁以上七粒，用新汲水下。

《普济方·婴孩吐泻门·热吐》

槟榔丸　治蛔厥腹痛，其证怒啼干痛，吐清涎，人中唇鼻皆黑，谓之蛔厥，多似慢惊，但唇紫耳。

鸡心槟榔　鹤虱　贯众　芜荑　川楝肉　使君子肉　雷丸　雄黄　干漆存性　轻粉　巴豆去壳油　木香　黄丹煅　锡灰炒，不见星如灰各等分

上为末，酒煮面糊丸以用。五更，猪油葱油煎酱细嚼，莫吞，虫头向上，便用肉汁调化虫散吞下槟榔丸，至巳时取下虫，方可饮食。化虫散见诸虫类。

《普济方·婴孩诸疳诸虫·蛔虫》

鲊汤丸　治疳积。

南星　乳香　滑石　白丁香　青黛一钱　轻粉二钱　金箔五片　巴豆十六粒，去皮心　锡末先将水银安纸上溶入，手挪碎

上为末，糊丸，如粟米大。每服三十丸，薄荷汤下。如疳积，鲊汤下。胀满茴香汤下。赤白痢甘草汤下。疟疾桃枝汤下。

《普济方·婴孩诸疳门·治小儿一切疳》

胡黄连丸出《傅氏活婴方》治瘦疳渴泻，壮热，肚大青筋，虚鸣腹内，牙宣口臭，腹内虫痛，多睡，好饮水，叫啼不止，并宜服之：

芦荟半两　茴香炒，半两　使君子半两　芜荑炒，三钱　胡黄连半两　黄连半两　川楝子半两　陈皮半两　木香三钱　青黛半两　龙胆草半两　轻粉一钱　夜明砂炒，半两　巴豆四十九粒，去油　脑麝少许

上为末，煮胆汁糊为丸，如麻子大。每服五十丸，空心饮汤下。

《普济方·婴孩诸疳门·二十四候》

保童碧丹 出《傅氏活婴方》 治疳积疳劳，肚大虚肿，取后用杀虫消疳，自然安矣。

硫黄　芜荑仁炒　黄连各五钱　轻粉一钱　巴豆五粒，去油

上为末，醋糊为丸，如粟米大。每服用十丸，姜酥汤，空心温服。忌生冷物。

《普济方·婴孩诸疳门·二十四候》

金科猪肚丸 出《傅氏活婴方》 治一切疳积，面黄肌瘦，腹内痞癖气块，五疳多虫，骨蒸，疳寒热，瘦悴，面浮，无辜、丁奚，若候。

使君子一升　青皮炒　三棱煨　莪术煨　黄连　胡黄连　川楝子　芜荑炒研　枳壳炒　黄梗皮　青木香　麦芽炒　槟榔炒　香附子　陈皮　杏仁研　茴香炒　吴茱萸炒　轻粉　巴豆去心，去油　神曲炒　龙胆草　石榴皮　诃子　肉豆蔻　南木香　芦荟　虾蟆炙　谷芽炒　青黛　白曲　干姜　玄胡索炙　朱砂姜炒　郁金　皂角烧　山茱萸　没石子　良姜　干漆炒，令烟尽　丁香各等分

上为末，先用雄猪胆一个，以使君子肉一升，糯米二三合，粳米二合，入猪肚内，蒸熟捣烂糊，再入猪胆汁三四个研匀，却入众药，搜作饼子，白中杵捣百遍，视色和匀细丸，如麻子大。每服二三十丸，空心饭饮吞下。量儿大小加减用之。一方加黄丹、鸡子黄、米粉三味，醋炒过，入前药和丸。

《普济方·婴孩诸疳门·二十四候》

牛黄丸 治小儿慢惊风，及治风涎积聚：

牛黄细研　甘草炙微赤，锉　陈橘皮汤浸，去白瓤，焙　黄连去须　天南星炮制　白附子炮制　干蝎微炒　半夏汤洗七次，去滑　犀角屑　硇砂细研　朱砂细研各一分　水银半两，烧枣瓤一处，别研星尽　金箔二十片，细研　硫黄半两，细研　麝香半分细研　巴豆十枚，去心皮壳，别研，压去油

上为末，都研令匀，以面糊和丸，如黍米大。每服以甘草薄荷汤下三丸至五丸。

《普济方·婴孩惊风门·慢惊风》

治咽喉涎壅，喉痹等疾。出幼幼新书

郁金大者一个，为末　轻粉炒一钱　巴豆七粒，四粒熟，三粒生，熟者是去油，生者生用

上和合药，先左研四十九遍，后亦向顺研令匀，次入轻粉。每服一字，管子吹入喉中。

《普济方·婴孩唇舌啮咽喉门·中风噤》

水精丹　治婴孩小儿夹食伤寒，又治虫积，食积，贴积，惊积，恶物食伤。

天南星一钱　滑石各为末二钱　水银粉秤半钱　芜荑取仁，一百片　巴豆五十粒，去壳，不出油

上先研巴豆令极细，再下芜荑仁，复研方入众药，研令极匀，以烂饮为丸，如黄豆大。每服三五丸，以岁数加减，米汤泡生姜葱吞下，服时须令婴孩小儿空心，不可吃乳食，稍饥方可进药。如膈上有食物，先须吐出，如膈下有食方得转泻。切忌生硬果实，肉食等物。近夜卧服佳。

《普济方·婴孩伤寒门·夹食伤寒》

芦荟散出《直指方》治惊风，痰盛发搐：

全蝎五个，焙　巴霜一字　轻粉半钱　芦荟　南星炮　朱砂各一钱　川郁金一分，皂角水煮，焙干　脑子　麝香各一字

上为末，每服一字，金钱薄荷汤调下。

《普济方·婴孩惊风门·一切惊风》

珠圣青黛丸　出《幼幼新书》治小儿惊风，化痰涎：

青黛一钱　巴豆五粒，去皮心，纸内去尽油　龙脑三钱　水银一豆大，黑铅少

许同水银结砂子　朱砂一分　轻粉一分　硫黄半钱,研

上为末,用粟米饭为丸,如黍米大。三岁以上五丸,三岁以下三丸,煎金钱薄荷汤下。

《普济方·婴孩惊风门·一切惊风》

至宝丸　出直指方　治小儿惊风痰热。

螺青半两　京墨四钱　巴豆去油,一钱　北五灵脂二钱半　轻粉　脑各半钱　使君子十四个,连瓤一字,壳煨取肉　飞白面三钱

上为末,并水和丸,梧桐子大。每一丸,水研下。

《普济方·婴孩惊风门·一切惊风》

圣枣丸出幼幼新书　治小儿惊风痫疾。

木香　丁香　硇砂　粉霜　轻粉　干漆　芫花　青橘皮　朱砂　巴豆霜各二钱

上为末,枣肉为丸,如豌豆大。每服三丸,用枣汤吞下。

《普济方·婴孩惊风门·一切惊风》

治小儿童子一百二十般杂惊出《幼幼新书》

天南星　青黛并为末,各挑三大钱　麝香少许　水银一粒,赤豆大　轻粉挑一大钱　巴豆七粒,去油

上为末,一处,用煮面糊为丸,如绿豆大。十岁以下至一岁以上,每服十丸,用生葱汤吞下,早晨日午至晚连宵空心各进一服,子母皆忌生冷苋菜炙煿淹藏花色酒肉。又云十五以下至七岁十五丸,七岁以下至周岁十丸,周岁以下至百日七丸,皆葱白汤下,乳母依前。百日以下至满月五丸,荆芥汤下。满月至三朝三丸,用蜜姜汁少许调下。以上乳前空心日进三服,但是不安,看轻重加减与服。

《普济方·婴孩惊风门·一切惊风》

天麻丸　出《幼幼新书》　利惊下痰,凡钓肠锁肚,撮口,可通用。

南星炮,二钱　天麻　川灵脂　全蝎焙,各一钱　轻粉半钱　巴霜一字

白附子炮　牙硝

上为末，稀面糊丸，麻子大。每服一丸，薄荷姜一片，泡汤送下。

《普济方·婴孩惊风门·一切惊风》

水银褊丸子　治小儿惊风壮热，涎甚喘急，或发搐搦，或目睛上视，及因乳哺不节，胸满喘逆，精神迷闷，发痫瘈疭，并宜服之。

水银、黑铅各一两与水银结砂子　干蝎全者　腻粉　铅白霜研　青黛研　百草霜研　牛黄研，各一分　香墨烧研，三钱　黄明胶炙黄燥，一钱　巴豆一两，去皮心膜，醋煮令黄

上为细末，入研药末匀，以陈粟米饭和丸，如绿豆大，捏扁。每一岁儿服一丸，二岁二丸，三岁三丸，四岁以上，服四丸，用干柿汤下，薄荷汤亦可。更审实加减服，利下青黏滑涎为度。乳食后服，不得化破。一名褊银丸。

《普济方·婴孩惊风门·一切惊风》

睡应丸　治惊吐渐止得睡，方用之。

南星　白附子　青黛　朱砂各一钱　雄黄一钱　轻粉一字　全蝎一个　金箔三片　脑子　麝香各少许　巴豆七粒，去壳心膜，去油

上为末用生姜汁糊为丸，铁盐粉为衣。每服七丸，荆芥汤下。如常服，木瓜汤下。如惊风麝香汤下。

《普济方·婴孩惊风门·一切惊风》

钱汤丸　治小儿惊积壮热。

猪牙皂角灰一钱　朱砂一钱　天南星末半钱　滑石末一钱　轻粉三钱，好者　巴豆二十四粒，去皮心

上为细末，以寒食面为糊丸，如绿豆大。每服一岁二岁二丸，三岁三丸，煎钱汤下，临卧服。

《普济方·婴孩惊风门·一切惊风》

青龙丸　治惊积有热。

青黛　茯神　芦荟　南星炮,各一分　麝香少许　轻粉　巴霜一字　全蝎二两,焙

上先将巴霜研如泥,次入诸药,研令极细,丸如粟米大,朱砂为衣。每服一丸,薄荷汤送下。

《普济方·婴孩诸热疮肿门·惊热》

褊银丸　治风涎,膈实上热,及乳食不消,腹胀喘粗。

好墨八钱,研　水银半两,河水裹结沙子　黑铅一钱半　麝香半钱,另研　巴豆一两,去皮油心膜,研细

上将巴豆末,并墨、铅再研和匀,入沙子、麝香、陈米粥和丸,绿豆大,捏扁,一岁一丸,二三岁二三丸,五岁以上五六丸,煎薄荷磨冷送下,不得化破。更量虚实增减,食后服。

《普济方·婴孩咳嗽喘门·痰实》

急惊风候,医云"阳痫"也,手足搐搦,涎潮大热,医家下之,往往利以轻粉,或水银、巴豆,皆有毒药……

《普济方·婴孩门·证候发端》

扁银丸　治小儿急慢惊风积。

青黛三大钱　水银一皂子,大同黑铅结砂子　寒食面　黄明胶炒令焦,为末,各二钱　轻粉炒,五钱　雄黄　粉霜　朱砂各一两　巴豆十二个,去油　脑麝少许

上都研细匀,滴水为丸,如麻子大,捏令扁,曝干,瓷盒盛。一岁一丸,随意加减,煎皂角子汤下,不得化破。

《普济方·婴孩惊风门·急慢惊风》

妙香丸出《全婴方》　治小儿急慢惊风,及伤风壮热,或结胸,五七日以上,面赤大躁,腹胀喘粗,面易五色者,以龙脑水吞下一丸,下恶物,并药丸即差。

朱砂一两　牛黄　脑子　麝香　轻粉各三字　金箔十片　巴豆二十五粒,

去油　黄蜡六钱

上为末，熬蜡为丸，如小豆大。三岁一丸，薄荷汤下，或以脑子水下。如惊痫年深，不过五服，更不复作。如惊热惊风，可芥子大三两丸。惊涎积热，颊赤口干，患经五七日以上，但是惊疳食病，小方脉不能晓者，十岁绿豆大七丸。虚中有积，吐泻诸痢不止，脏府疗痛者，服之立效，食前。一方入白沙蜜三分，同研令匀为丸。

《普济方·婴孩惊风门·急慢惊风》

葱汤丸　治小儿急慢惊风。

滑石一钱　轻粉一钱　全蝎半钱　白附子一钱半，半生半熟　巴豆七粒，去油　南星一钱半，半生半熟

上为末，蒸饼丸，如麻子大。每丸对岁数。一岁以下七丸，未出月一丸。气积惊积，金银薄荷汤下。

《普济方·婴孩惊风门·急慢惊风》

五星丸　治暗风痫疾，取涎积，倒地不知人事，此方神效，取下病积。

白丁香　赤小豆各三十粒　乳香一分　轻粉半钱重　巴豆十四个，去油用

上末滴水为丸，分作十一丸，每服一丸，水半盏磨化下，临发时服，取下积涎。如青黑色是应，如十年内，此一服便瘥，更无再作。以上者，半月日再一服，永除，次服朱砂镇心药。

《普济方·婴孩一切痫门·一切痫》

夺命散　治惊风痫病，眼目翻视，牙关噤急，口内无气，唇赤，并皆治之。

蜈蚣　轻粉　朱砂　麝香　白附子　牛黄以上各一分　蟾酥半钱　水银用枣肉少许，不见星秤一钱　天南星一个，去心　真珠末一字　巴豆霜三个，去油

上为末，枣肉为丸，每服三丸。薄荷汤下。口噤不开，研灌入鼻中。心烦壮热，荆芥汤下。加减。

《普济方·婴孩一切痫门·惊痫》

代赭丸　治小儿食痫，四肢抽掣，壮热惊悸，乳食不消，痰涎壅滞，发歇不定。

代赭　朱砂各细研　马牙硝　川大黄锉碎，微炙　水银以小枣瓤研，令黑星尽，一两二钱　金银箔各三十片，细研　蟾酥一钱，研入　巴豆七枚，去皮心研，纸裹去油　腻粉　麝香各半分，细研　龙脑细研，半钱　蝎梢四十九枚，微炒　天浆子二十七枚，内有物者，炒

上为末，炼蜜和丸，如黍米大。每服以薄荷汤下二丸，日三服。量儿大小加减

《普济方·婴孩一切痫门·食痫》

妙圣丹　治食痫通利。

代赭石煅，醋淬，一分　雄黄　蝎梢　朱砂各一钱　轻粉　麝香各一钱　巴豆三个，去心膜　杏仁去皮尖，微炒，二钱

上为末，蒸枣肉丸，如桐子大。每服一丸，木香煎汤调下。

《普济方·婴孩一切痫门·食痫》

青金丹　治小儿诸病

青黛罗过满挑，二钱　滑石末　天南星　丁香罗过，各二钱　水银二钱，先以锡二钱于铫子内煮熔，便放水银拌和，泻出放冷用　轻粉二钱　川巴豆去皮心膜，七十二片，无铁损者，井花水浸一宿，悬当风处，吹干烂研

上同拌合，用软饭为丸如桐子大，巴豆不去油，依形证用汤使。伤寒后取积，淡煎葱汤吞下。取痦虫，用牛肉汁下。惊风肚中紧硬，面青黑，金银薄荷葱汤吞下。因伤食肚中及腹皮上微热，肚胀，夜间作热，似痦又不是痦，面青黄色，眼微黄，此腹中有积，用皂角子二七粒煨过，用水一盏，煎至半盏下，有积作泻，鱼鲊汤下。气积，炒茴香汤下。周岁十四丸，三岁十八丸，七岁二十四丸，看大小加减。仍须四更初下此药，天明通下积尽。可依形证候，下药补之。临吃此药，恐先吐少涎亦不妨。

《普济方·婴孩杂病门·杂病》

天麻丸_{出危氏方} 治因断脐后，为水湿风冷所乘，入于脐，流于心脾，遂令肚胀脐肿，身体重着，四肢强直，日夜多啼，不能吮乳，甚则发为风搐。此药利惊下痰，凡钓肠锁肚，撮口皆可用。

南星_{炮，二钱} 白附子_炮 牙硝 天麻 五灵脂 全蝎_{焙，各一钱} 轻粉_{半钱} 巴霜_{一字}

上为末，稀糊丸，麻子大。每服一丸，薄荷姜煎泡汤送下。若脐边青黑，及爪甲黑者不治。

《普济方·婴孩初生门·脐风撮口》

桃枝丸_{出钱氏方} 疏取积热及结胸。又名桃符丸。

巴豆霜 川大黄_{末各一钱} 轻粉 硇砂_{各半分}

上为细末，面糊为丸，粟米大，煎桃枝汤，一岁儿五七丸，五七岁二三十丸。桃枝汤亦可，临卧服。

《普济方·婴孩诸热疸肿门·诸热》

芦荟丸 治小儿惊疳。

芦荟_研 黄连_{去须} 史君子_{去壳} 鹤虱 藿香叶 细辛_{去苗叶} 蓬莪术_煨 蝎梢_炒 青橘皮_{汤浸，去炒} 陈橘皮_{汤浸，去白} 蟾酥_{十二味同为末，分半入猪胆煮熟，留末一半，各半两} 龙脑 丹砂 牛黄 麝香_{四味同研，一分} 肉豆蔻_{去壳，煨} 水银_{一分}

上先将前十一味为末，平入猪胆内，入巴豆仁两枚，以粟饮煮热去巴豆不用，次入前一半末，并龙脑等六味，同研丸，如黍米大。每服十丸至十五丸，更量儿大小加减，空心米饮下。

《普济方·婴孩诸疳门·惊疳》

白饼子_{一名玉饼子钱氏} 治小儿腹中有癖，但饮乳者，及嗽而吐痰涎，乳食。

轻粉 半夏_{汤洗七次，去涎} 天南星_{各一钱，为末} 巴豆_{二十四个，去皮膜，水一升，煮水尽为度} 滑石_{一钱}

上研匀，巴豆后入，众药以糯饭为丸，小绿豆大，捏作饼子。三岁以上三五饼子，以下一二饼子，煎葱白汤下，临卧服之。

《普济方·婴孩癖积胀满门·诸癖结胀满》

必胜散　治小儿急惊风。
天南星炮　轻粉研　甘遂　全蝎炒，各一分　巴豆去皮心膜，出油，七粒　丹砂研，一钱　麝香研，半钱

上为细末，每服一字，要吐泻酒调下，取涎薄荷汤调下，未周岁儿减之。

《普济方·婴孩惊风门·急惊风》

甜葶苈丸　治小儿水气通身肿满，心腹妨闷，坐卧不安。
甜葶苈隔纸炒，令紫色　牵牛子微炒　雄雀粪各半两　大戟一分　巴豆去皮心，七粒研，纸裹去油　腻粉一钱，研入

上捣罗为末，都研令匀，用枣瓤和丸，如绿豆大。每服以温茶下一丸，日二服。五岁以上，加丸服之。

《普济方·婴孩诸热疸肿门·水肿》

大黄丸　调小肠热结满不通方。
大黄　芍药　葶苈各三两　大戟　朴硝各二两　杏仁五十枚　巴豆七枚

上七味末之，蜜和丸，饮服，如梧子大。大人七丸，小儿二三丸，日二，热去，日一服。

《千金要方》卷十四第二

治点痣方。
硇砂　石灰　斑蝥　巴豆各等分
上用饼药调，每用粟米大点上。

《普济方》卷五十一面门

观音救苦膏，治百病，用布摊贴：
大黄　甘遂研末　木鳖研　蓖蔴子研，各二两　生地　川乌　草乌　三

棱　莪术各一两　巴豆研　羌活　黄柏　麻黄　皂角　肉桂　枳实　真红芽大戟　白芷各八钱　香附　芫花　厚朴　杏仁研　穿山甲　防风　天花粉　独活　全蝎　槟榔　桃仁研　细辛研　五倍子　玄参各七钱　蛇蜕　黄连各五钱　当归一两五钱　蜈蚣十条

　　上药合三十六，将麻油五六觔，浸五日后用火熬，用柳枝搅匀，熬至滴水成珠，再加水飞黄丹二觔四两，密陀僧四两，不老不嫩，收入瓷罐，放水中拔尽火气，听用……

　　　　　　　　　　　《验方新编·内外备用诸方》

番木鳖、木鳖子类方

酒疸脾黄,木鳖子磨醋服之一二盏,必利,见效。

《秘传外科方·治诸疮》

木鳖子,泻,外用治疮,味苦微甘,利大肠,治泻痢疳积,瘰疬疮痔、乳痈蚌毒。消肿追毒,生肌除黚,颛入外科。核扁如鳖,绿色。
原注:"番木鳖,形较小,有毛。治咽喉痹痛,消痞块。"

《本草从新·毒草类·木鳖子》

癍疮入目,苦实把豆儿即马钱子半个,轻粉,水花银朱各五分,片脑、麝香、枯矾少许,为末。左目吹右耳,右目吹左耳,日二次。(《飞鸿集》)

《本草纲目·草部·蔓草类·番木鳖》

治肛门奇痒方:生马钱子一枚,明矾0.6克,陈醋25毫升。把陈醋倒入瓷盘内,将生马钱子去毛,与明矾共研为极细粉末,再用醋成稀糊状。临睡时,用棉捻醮后,涂擦肛门奇痒处。

《少林痔秘方集锦·内科杂病验方》

治痞……又方:用木鳖子七枚去壳捣烂,好酒拌匀,以精猪肉四两薄切,涂药炙热,令患者旋嗅旋吃,服月余自愈,忌煎炒物。

《卫生易简方·积聚癥瘕》

治一切心肚疼痛,用没药、乳香各三钱,穿山甲五钱炙,木鳖子四钱，为末。每服一钱，酒一盏，煎七分，温服，不拘时。

《卫生易简方·心痛》

治胃反吐食等病，用木鳖子三十个去皮油为末，以牛涎、蜂蜜各半斤，共于银石器内慢火熬，用槐条七枝，搅干为度。每和白粥服两匙，日三服。

《卫生易简方·反胃》

治男妇远近风中，左瘫右痪，语言謇涩，风湿脚弱，手足拘挛，不能行立，用杏仁去皮尖、麻黄去根节、地骨皮去粗皮、木鳖子去皮壳，各四两，为粗末。用砂锅一口，水一斗五升，熬至七升，去滓，再熬至一升，分作四分，用好酒一盏，食后调服，即睡下。从项至足通身汗出，第三日再服。大疾不过三服，必愈。

《卫生易简方·诸风》

〔河〕鬼代丹，治打着不痛，无名异（研）、乳香（研）、没药（研）、地龙（去土）、自然铜（醋淬，研）、木鳖子（去壳），等分。

上为末，炼蜜丸如弹子大，温酒下一丸，打不痛。

《医学纲目·跌扑伤损·杖疮》

治酒疸脾黄，用木鳖子醋磨，服一二盏，必利，见效。

《卫生易简方·酒病》

加减地仙丹，治风冷邪湿，留滞下焦，足膝拘挛，肿满疼痛，不能步履。地龙炒去土，五灵脂去石，乌药、白胶香别研，椒红炒，去汗，威灵仙，木瓜去瓤，赤小豆炒，黑豆炒，去皮，天仙藤、川乌炮去皮，五加皮，苍术泔水浸，去黑皮，炒，木鳖子去壳油。

上等分，为细末，酒糊为丸，如梧桐子大。每服七十丸，空心用盐酒盐汤下。

《济生方·脚气》

如智散，治五心虚烦，夜多盗汗，面色黄瘁，四肢少力，多困饶睡，饮食不进。

萎蕤　川芎　青皮去白　肉桂去皮　木鳖子　当归去须　羌活　秦艽　柴胡去苗　乌梅　黄芪以上各一两　甘草如五心发热，即减半两不用一两。

上同杵为末，每服一钱，水一盏，入青蒿头子七枚同煎，至七分，去滓，温服。若冬月无青蒿，以姜、枣代煎之。

《博济方·盗汗》

定痛丸　治一切风湿痹痛。

乳香　没药　地龙去土　木鳖子去皮　金星草　五灵脂

上等分蜜丸，如弹子大，每服一丸，临卧酒下。

《医学纲目》卷之十二诸痹

〔世〕治痛风，草乌（四两，去尖），木鳖子（三两，去壳），自然铜（一两，煅），香白芷（三两），没药（二两，另研），南星（二两），威灵仙（二两），地龙（三两），糊为丸，每服十五粒。

《医学纲目》卷之十二诸痹

〔世〕……控涎丹治肩背臂痛如神。方见行痹。

控涎丹加去油木鳖子一两，桂五钱。治臂痛。每服二十丸，加至三十丸，妙。

《医学纲目》卷之十二诸痹

取寸白虫锡灰一两　木鳖一两　芦荟二十文　黄丹十文　轻粉十文

上为末，猪膏油丸如梧子大，先斋一日，晚莫吃饭，次早五更温水调下，分作二服。

《医学纲目》卷之十六心痛

治背疮荆芥穗、木鳖子肉、大黄归头、甘草节，除荆芥穗为君外，余各等分，酒水各一碗，煎至七分，空心向东饮，即下积，与粥便止。

若结成者，用川楝子七枚，烧灰酒下。次与十四枚，又次与二十一枚。三帖后，虽结亦小矣。

《医学纲目》卷之十八痈疽

〔洁〕接骨丹　敷贴药

天南星四两　木鳖子四两　没药半两　官桂一两　乳香半两

上为细末，姜一斤去皮，烂研取自然汁，入米醋少许，白面为糊，同调摊纸上贴伤处，以帛缚之，用篦夹定，麻索子缠。

《医学纲目》卷之二十跌扑伤损

定痛接骨紫金丹

麝香　没药　红娘子各一钱半　乌药二钱　地龙去土、二钱半　川乌　草乌炮，各一两　五灵脂去皮，半两　木鳖子去壳，半两　茴香二钱半　黑牵牛生用，五分　骨碎补　威灵仙　金毛狗脊　防风去芦　自然铜醋淬七次，各五钱　禹余粮四钱、碎　陈皮　青皮各二钱半

上为细末，醋糊丸，如梧子大。每服十丸至二十丸，温酒送下。病上食后、病下食前服。

《医学纲目》卷之二十跌扑伤损

治肾脏风攻注脚膝方：连珠甘遂（一两），木鳖子（二个，一雌一雄，去壳，研）。

上为末，猪腰子二个破开，药末一钱掺匀，湿纸裹数重，漫火煨热，放温，五更初细嚼米饮下，积水多则利多，少则少也。宜软饭将息。

《普济本事方·肾藏风及足膝腰腿脚气》

续骨丹治两脚软弱，虚羸无力，及小儿不能行。

天麻明净大者酒浸一夕　白附子炮　牛膝洗，锉，焙，酒浸一宿再焙　木鳖子去壳，研，各半两　乌头炮，去皮脐，一分　川羌活洗去土，半两　地龙去土称，一分　滴乳香乳钵坐盆中，研细　真没药研，各二钱　朱砂水飞，一钱

上以生天南星末一两，无灰酒煮糊丸如鸡头大，朱砂为衣，薄荷汤磨一粒，食前服。

《普济本事方·肾藏风及足膝腰腿脚气》

木鳖子入药，能杀人，见《霏雪录》。

《香祖笔记》卷七

治咽喉生壳贼肿痛 出圣惠方

重台半两，赤色者　木鳖子仁半两　川大黄半两，锉碎微炒　马牙硝半两　半夏一分，汤浸洗七遍，去滑

上为末，炼蜜和丸如樱桃大，以绵裹一丸，含咽津。

《普济方》卷六十二咽喉门咽喉生谷贼附论

万病太乙归魂散 出幼幼新书　治惊。

五灵脂生　木鳖子肉　粉霜　朱砂以上各一钱　腻粉一钱　巴豆二十五个，生　川乌取去心一小块，如枣大

上为细末。每服一字，蛤粉冷水调下。凡是久积惊痫，诸疾皆治。

《普济方·婴孩惊风门·一切惊风》

木鳖膏　贴痞癖

木鳖多用去壳　独蒜半钱　雄黄半钱

上杵为膏，入醋少许，蜡纸贴患处。

《普济方·婴孩癖积胀满门·诸癖结胀满》

斑蝥类方

解斑蝥毒：黑豆一升，煮浓汁，冷饭即解。
又方：凉水调六一散七钱，服二三次，必痛止而愈。
又方：玉簪花根煎水，冷服即解。
又方：地浆水饮之。

《验方新编·解救诸方》

治急心痛，用斑蝥七个，胡椒四十九粒，同炒斑蝥焦碎，去斑蝥不用，取净胡椒为末，作一服，热酒调下，不拘时。

《卫生易简方·心痛》

治反胃吐食等病，……又方：用枣一个去核，裹全斑蝥一个，慢火中煨热，去斑蝥，以枣空心服之，白汤送下。

《卫生易简方·反胃》

〔《竹》〕治急心疼方：

斑蝥七个，头翅全者　　胡椒四十九粒

上将二味同炒，令斑蝥焦碎，吹去斑蝥不用，却将净胡椒研为细末，只作一服热酒调下，不拘时候。治暴心痛，不可忍者。

《医学纲目》卷之十六心痛

神仙消痞丸和剂方　治小儿一切痞疾，皆因寒温不调，乳哺失节；或啖生冷果子、黏食等物，脾胃微弱，不能消化，致五脏不和，三焦壅滞，结块腹内，坚硬如石；或发作寒热，有如疟证，不能饮食，渐致羸瘦。急宜服之。

斑蝥二十个，去头足翼，用糯米半升同炒，候米焦黄色为度，去米不用　巴豆去皮取霜，二十粒

上先将斑蝥研为细末，却入巴豆霜同研令匀，用米饮糊丸，如小绿豆大。小儿三岁以前，每服三丸，五更初茶清下。更量岁数虚实，加减与服。

《普济方·婴孩癖积胀满门·诸癖结胀满》

克效散

斑蝥四十九个不去翅足炒　官桂半钱　粳米四十九粒　赤小豆四十九粒　硇砂半钱

上五味，研为细末。初服一钱，次服半钱，次服三钱，又次服四钱，煎樟柳根汤送下，空心服，以小便淋沥，为效。恶心呕吐黄水无妨，其瘰疬日日自消矣。

《医学纲目》卷之十九痈疽所发部分名状不同

治一切漏方：

斑蝥四十枚　䗪四十九枚　元青二十枚　地胆十枚　蜈蚣一寸半　犀角枣核大　牛黄枣核大　生大豆黄十枚

上八味末之，蜜丸。饮服如梧子二丸，须臾多作酸浆粥，冷饮之。病从小便出尿盆中，看之如有虫形状，又似胶汁，此病出也，隔一日一服，饮粥如常。小弱者，隔三四日，候无虫出，疮渐差。特忌油腻，一切器物皆须灰洗，乃作食。雀氏：云治九漏初服药，少夜食，明旦服二丸，至七日甚虚闷，可煮食蔓菁菜羹自余脂腻醋口味果子之类并不得食，人强隔日一服，人弱二三日一服，瘥后仍作二十日将息，不能将息便不须服。

《千金要方》卷二十三第一

《神农经》曰：药种有五毒……五曰斑蝥，戎盐解之。

《博物志·药论》

治蛴螬漏。始发于颈下，无头尾，如枣核块累，移在皮中，使人寒热心满，此得之因喜怒哭泣，其根在心。矾石主之，白术为之佐，散方。

矾石　白术　空青　当归各二分　细辛一两　猬皮　斑蝥　枸杞　地胆各一分　干乌脑三大豆许

上十味治下筛，服方寸匕，日三，以醋浆服之。病在上侧轮卧，在下高枕卧，使药流下。

《千金要方》卷二十三第一

治九漏方

空青　商陆　知母　狸骨　桔梗　防风　茝子　矾石　黄芩　白芷　芍药　甘草　雌黄　白术　矾石　地胆　斑蝥　雄黄各等分

上十八味末之，蜜丸，以醋服如大豆三丸。三十日知，四十日愈，六十日平复，一百日慎房室。一方为散，醋服一刀圭，日三，老小半之。

《千金要方》卷二十三第一

治瘰疬漏。始发于颈，有根，初若痛，令人寒热，此得之因新沐湿结发，汗流于颈所致。其根在肾，雌黄主之，芍药为之佐，丸方。

雌黄　茯苓　芍药　续断　干地黄　空青　矾石　干姜　桔梗　蜀椒　恒山　虎肾　狸肉　乌脑　斑蝥各一分　矾石一分　附子一两

上十七味末之，蜜丸，以酒服十丸如大豆，日三。

《千金要方》卷二十三第一

耳聋，巴豆丸：

巴豆一枚去心皮　斑蝥一枚去翅足

二物合捣，筛，绵裹塞耳中，再易，甚验。云此来所用甚良。

《肘后方》卷六第四十七

胆矾类方

宋时径山僧行园，为蛇伤足。一参方僧为治之，先汲净水洗患处，易水数斛，令腐脓败肉悉去，疮上白筋见，乃挹以软帛，以药末匀糁疮中，恶水泉涌，明日净洗敷药如初。一月毒尽肉生，平复如旧。其方乃香白芷为末，入鸭嘴，胆矾，麝香各少许。见《谈薮》。

《香祖笔记》卷八

《癸辛杂志》云：治喉闭用帐带散，惟白矾一味，或不尽验。南浦有老医教以用鸭嘴胆矾研细，以盐醋调灌。有铃下一老兵妻患此垂殆，如法用之，药甫下咽，即大吐，胶痰数升，立差。又治眼障，用熊胆少许，以净水略调，尽去筋膜尘土，用冰脑一二片，痒则加生姜粉些少，时以银箸点之，奇验。赤眼亦可用。

《香祖笔记》卷十

喉闭之疾，极速而烈。前辈传"帐带散"，惟"白矾"一味，然或时不尽验。辛丑岁，余侍亲自福建还，沿途多此证，至有阖家十余口，一夕併命者。道路萧然，行旅惴惴。及抵南浦，有老医教以用鸭嘴胆矾研细，以盐醋调灌，归途恃以无恐，然亦未知其果神也。及先子守临汀日，铃下一老兵素愿谨，忽垂泣请告曰："老妻苦喉闭，绝水粒者三日，命垂殆矣。"偶药苃有少许，即授之，俾如法用。次日，喜拜庭下云："药甫下咽，即大吐，去胶痰凡数升，即瘥。"其后凡治数人，莫不立验。然胆矾难有真者，养生之家，不可不预储以备用也。

《齐东野语·经验方》

石胆，味酸寒，主明目，目痛，金创，诸痫痓，女子阴蚀痛，石淋，寒热，崩中下血，诸邪毒气，令人有子。炼饵服之，不老，久服增寿神仙。能化铁为铜，成金银。一名毕石，生心谷。

《神农本草经》卷一

治齿痛及落尽，用胆矾细研，以人乳汁和如膏，擦痛处或孔中，日三四度，止痛，百日后复生齿，每日以新汲水漱，令净。

《卫生易简方·牙齿》

治重舌喉闭……又方：用好醋，磨胆矾噙，吐出涎愈。

《卫生易简方·舌颊》

〔世〕治喉痹咽肿，手足不知恶寒者，用鸭嘴胆矾末，以筋蘸药点患处，药至即瘥，神效。

《医学纲目》卷之十五咽喉

〔《竹》〕咽喉乳蛾方：
雄黄　郁金各五钱　白矾生用，二钱半　胆矾五分
上为细末，以竹管吹入喉中，立能言语。

《医学纲目》卷之十五咽喉

〔丹〕重舌，用好胆矾研细敷之。

《医学纲目》卷之十五舌

〔《本》〕治口疮，以胆矾一块，用百沸汤泡开，含漱一夕，可瘥八分。一方，用白矾汤漱口，亦妙。

《医学纲目》卷之二十丹燥瘙疹

治恶疮，或有小虫。
胆矾一钱　龙骨二钱半　轻粉一钱　虎骨　白矾各二钱半　麝香五分　乳

香一钱　硇砂二钱　脑子一字　土蜂房二钱　露蜂房二钱半　雄黄二钱

上细末，刺破，盐水洗，看紧慢上药，神效。

《医学纲目》卷之二十丹熛痤疹

矾石，生入腹，破人心肝，亦禁水。

《金匮要略·果实菜谷禁忌并治第二十五》

治喉风肿。

用鸭嘴胆矾为细末，醋煎一二沸，呷入口，吐即愈。如吐不止，呷米饮即止。

《普济方》卷六十二咽喉门

治小儿胸喉膈热大喘，……又方：用胆矾、轻粉等分为末，每服一字，浆水一匙，小油三点，搅匀灌之，须臾即吐，喘便止。

《卫生易简方·小儿感冒咳嗽》

〔《瑞》〕返魂丹　治十三种疔

朱砂　胆矾各一两半　血竭　铜绿　蜗牛生用各一两　雄黄　枯白矾各一两　轻粉　没药　蟾酥各半两　麝香少许

上将蜗牛，蟾酥研烂，余药为细末，同研和丸，如鸡头大，每服一丸。令病人先嚼葱白三寸放在手心，将药丸裹在葱白内，用热酒一盏吞下，如重车行五里许，有汗出即瘥。如不能嚼葱，研烂裹下极效。

《医学纲目》卷之十九痈疽所发部分名状不同

碧霞丹出全婴方　治小儿急中卒风，牙关紧急，不省人事。

石绿一两　胆矾半两　白矾　轻粉各一钱

上为不要，面糊丸，如鸡头大。五岁一丸，生油化下，吐涎立效。

《普济方·婴孩惊风门·急惊风》

碧云散出宣明论方　治小儿惊风有涎。

胆矾半两，研　　铜青一分，研　　粉霜　轻粉各一钱

上为细末，每服一字，薄荷汤下。中风浆水下。如吐多不定，煎葱白汤投之立效。

《普济方·婴孩惊风门·一切惊风》

立胜散　治小儿咽喉不止。

胆矾一钱　轻粉少许

上为细末，用浆水半盏，小油一二点，打散灌之。

《普济方·婴孩咳嗽门·咳嗽咽喉作呀呷声》

〔丹〕咽痛，硼砂或胆矾，白僵蚕、白霜梅和噙。

《医学纲目·卷之十五·咽喉》

蚀恶疮中方　非奇异恶疮不可用。

铜绿二钱　硇砂一字　石胆矾半钱并细研

上为细末，敷之。

《医学纲目》卷之二十丹熛痤疹

石胆丸　主足胫肿，小便黄，胸痛烦，车骨筋解开痛方：

石胆研　吴茱萸　天雄炮，去皮　芫花熬　柏仁各一分　防风　芫花熬　杜仲炙，各三分　菖蒲　葶苈熬，各一两　菟丝子三合

上一十一味，捣筛为末，炼蜜和，为丸如蜱虫。以饮服三丸，日二。

《千金翼方》卷十九第三

胆矾丸　治消疳癖，进食止泻，和胃遣虫。

绿矾须真者，二两　胆矾真者，一钱，为粗末，大枣四十个，去核　好醋一升，以上四物熬，令枣烂和后药　使君子二两，去皮　枳实二两，去微炒　黄连一两　巴豆二十个，去皮破之　诃黎勒去瓤，取一两各为粗末，以上五味，同炒令黑，直入后药　夜明砂一两　虾蟆灰存性五分　苦枣根皮末半两以上，三味同炒候干，同煎三物杵

罗为末

上同煎膏和，一臼中杵下千，如未成，旋入熟枣肉亦可。多恐服之难化，太稠则入温水，可丸如绿豆大。每服十丸，米饮水下，不拘时。

《普济方·婴孩诸疳门·治小儿一切疳》

治小儿胸喉膈热大喘……又方：

用胆矾、轻粉等分为末。每服一字，浆水一匙，小油三点，搅匀灌之，须臾即吐，喘便止。

《卫生易简方·小儿·感冒嗽喘》

硇砂、硼砂类方

硇砂,味咸苦辛温有毒,不宜多服,主积聚,破结血,烂胎,止痛下气,疗咳嗽宿冷,去恶肉,生好肌,柔金银可为焊药,出西戎,形如牙消,光净者良。驴马药亦用。

《翼方·本草上·玉石部下品》

臣禹锡等谨按《药性论》云:硇砂有大毒,畏浆水,忌羊血,味酸咸,能销五金八石,腐坏人肠胃,生食之,化人心为血,中者研生绿豆汁饮一二升解之。道门中有伏炼法,能除冷病,大益阳事。

日华子云:北庭砂、味辛,酸,暖,无毒,畏一切酸,补水藏,暖子宫,消冷癖、瘀血、宿食不消,气块,痃癖,及血崩带下,恶疮,息肉,食肉饱胀,夜多小便,女人血气心疼,丈夫腰胯酸重,四肢不任。凡修制,用黄丹、石灰作柜,锻赤使用,并无毒,世人自疑,烂肉,如人被刀刃所伤,以北庭罾敷定,当时生痂。

《证类本草·玉石部下品·硇砂》

〔丹〕腋气神效方:
密陀僧一两　白矾七钱　硇砂少许　麝香少许
上为细末,先用皂角煎汤洗,后敷上。

《医学纲目》卷之十四诸疮

乌犀角膏　治咽喉肿重,及一切结喉、烂喉、遁尸、缠喉、痹喉、急喉、飞丝入喉、重舌、木舌等证。
皂荚两条、子捶碎,用水三升浸一时久,采汁去滓,入瓦器内熬成膏　好酒一合

焰硝　百草霜研，一钱，同皂角膏搅匀令稠　人参一钱，为末　硼砂　白霜梅各少许，并研入膏中

上拌和前药，用鹅毛点少许于喉中，以出尽顽涎为度，却嚼甘草二寸，咽汁吞津。若木舌，先以盆布蘸水，揩舌冷，次用生姜片擦之，然后用药。

《医学纲目》卷之十五咽喉

〔丹〕咽痛，硼砂或和胆矾、白僵蚕、白霜梅和噙。

又方：百药煎去黑皮，硼砂、甘草、生白矾等分为细末。每服一钱，食后米饮调，细细咽下。

《医学纲目》卷之十五咽喉

〔《外》〕治鱼骨哽在喉中，以少硇砂口咀嚼，咽之立下。

《医学纲目》卷之十五咽喉

〔《本》〕治一切积聚有饮，心痛，硇砂丸：

硇砂　三棱另末　干姜　香白芷　巴豆去油，各半两　大黄另末　干漆各半两　木香　青皮　胡椒各一分　槟榔　肉豆蔻各一个

上为细末，蘸醋二升，煎五七沸，后下三棱、大黄末，同煎五七沸，入硇砂同煎成膏，稀稠得所，入诸药和匀，杵丸如绿豆大。年深成块，生姜汤下四五丸；食积，熟水下；血痢，干姜汤下；赤痢，甘草汤；白痢，当归汤，葱酒亦得。

《医学纲目》卷之十六心痛

〔世〕舌肿胀出口，硼砂细末，切生姜蘸药，揩舌肿处即退。又云：蓖麻取油蘸纸燃烧烟熏之愈。又治牛舌出亦好。

《医学纲目》卷之十七舌

替针丸　治痈疽已溃未破，或破后脓出不快者。

白丁香一字　硇砂一字以上　没药一字　乳香一字

上灰饼药内种，糯米十四粒，其法：用锻石灰五升，炉灰三升，以水五升，淋取清汁，入大锅内熬浓汁，至三五升，用瓦器盛贮。临用时，以小青盏，盛取半盏浓汁，却用皮纸贴盏中浓汁面上安定，然后取糯米十四粒，种在皮纸面上，一宿即是。

上为细末，糯米饭丸，如麦粒大，每用一粒，未破用津贴疮头薄处即破，脓滞不快，则用一粒纳疮口内，使脓不滞，好肉易生。

《医学纲目》卷之十八痈疽

治一切积聚气胀，两胁，膨满，无问新久，用大黄三两，黑牵牛头末一两，硇砂三钱，栀子半两，轻粉二钱，共为末，炼蜜捻如小铜钱大厚。食后细嚼三饼，温酒送下，临卧如行，粥补之，虚实加减服。

《卫生易简方·积聚癥瘕》

〔无〕替针丸

雄雀粪二十粒　硇砂　陈仓米　没药各一字

上研匀，以米饭丸，如粟大，每用一粒贴疮口眼中，即溃脓出。

《医学纲目》卷之十八痈疽

碧霞挺子　治恶疮神效，了不觉疼痛者。

铜绿　硇砂各二钱　蟾酥一钱

上为细末，烧饭和作挺子。每刺不觉痛者，须刺出血，方纴药在内，以膏药贴之。

《医学纲目》卷之二十丹熛痤疹

蚀恶疮方　非奇异恶疮不可用。

铜绿二钱　硇砂一字　石胆矾半钱，并细研

上为细末，敷之。

《医学纲目》卷之二十丹熛痤疹

顷年有人货疝气药，肩上担"人我"二字，以为招目，日货数千，有一国医多金得之，用之良验。硇砂丸：

木香　沉香　巴豆肉全者，各一两　铜青半两，研　青皮二两，不去皮　硇砂一分，研

上前二香、青皮三味细锉，同巴豆慢火炒，令紫色为度，去巴豆，为末，入青、砂二味研匀，蒸饼和丸如梧子大。每服七丸至十丸，盐汤吞下，日二三服，空心食前服。

《普济本事方·膀胱疝气小肠精漏》

治膀胱疝气，外肾肿胀，痛不可忍，念珠丸：

乳香乳钵坐水盆中，研　硇砂飞各三钱　黄蜡一两

上乳香研细，硇砂同研匀，熔蜡和丸，分作一百单入，以线穿之，露一夕，次日用蛤粉为衣，旋取一粒，用乳香汤吞下。

《普济本事方·膀胱疝气小肠精漏》

治点痣方：

硇砂　石灰　斑蝥　巴豆各等分

上用饼药调，每用粟米大点上。

《普济方》卷五十一面门

割甲侵肉不瘥方：硇砂、矾石末裹之，以瘥为候。

《千金要方》卷二十二第六

木香硇砂煎丸　幼幼新书　消癥瘕积聚，血结刺痛。

木香　大黄炮　京三棱生用　巴豆去皮膜，不出油用，细研之　官桂去皮　筒子漆炒　青橘皮去白　蓬莪术炮　附子，去皮脐　干姜炮，各一分　香墨一指节大，细研　硇砂半两　好醋一盏，浸一宿，去砂石

上将大黄末，京三棱末、巴豆等三味，同于银石器内，以好醋一升，煎一两沸，次入硇砂同熬成膏、次入诸药末和匀，再入臼杵千百下为丸，如绿豆大。每服五丸。伤冷食冷酒冷水结聚，腹内气块痛，用干姜汤或橘皮汤下。夹食伤寒白汤下亦得。黏食不消或气块即用煮面汤

下。食牛羊鱼鳖肉成气块不散，用所伤汁下。宿酒不消，酒下。血气当归酒下。妊娠不服，要转痰茶下。加至七丸，小儿三丸。常服一两丸。

《普济方·婴孩癖积胀满门·诸癖结胀满》

饮食毒物，（硼砂）用四两，甘草四两，香油一斤，瓶内浸之。遇毒者服一盅。久浸尤良。

《本草易读·硼砂四百五十七》

硇砂出库车。徐星伯云其山无名，在唐呼为大鹊山。其山极热，夜望之如烈灯，取砂者春夏不敢近。虽极冷时，人去衣著一皮包，露两目，入洞凿之。然不过一两时即出，而皮包已焦，不能逾三时也。其砂著石上红色星星，取出者皆石块，每石十数斤，不过有砂一、二厘许。携此者，用瓦罐盛石，密封其口。罐不可满，盖火气特重，满则热甚，砂走也。然受风亦走，受潮湿亦走。贾人携此，每行十数日，遇天气晴明无风时，揭其封以出火气。星伯过库车时，曾携数密封之，及抵伊犁，则石皆化成黄粉，而砂已不见矣。故携此甚难，即其地亦不易得。惟石色成块者不化，乃其下等也，然可以及远，内地所谓硇砂类即此耳。

《竹叶亭杂记》卷三

镪水以真硇砂合五倍子水而成，可烂铜铁。星伯同年寓伊犁时，适有一旧铁香炉，戏取蜡油画一龙，题数字于上。置水中一宿，炉上铁销熔一、二分，而蜡油所画，则凸起不动，龙与字高出，而其地光平如镜。携至京，观者以为刀法之平，非秦、汉以后人所能，断其为秦、汉器。可知鉴古者大率易欺也。

《竹叶亭杂记》卷三

硇砂、水银去肉积。

《证治要诀·积聚》

坏涎丸，治痰涎壅盛，服药未退，头重心烦，饮食不下。

硇砂二分　寒水石半两，猛火烧透红，好酒内淬五七遍取出　密陀僧一大分　定粉一大分　龙脑一分　水银（一大分，将定粉放盏内，与水银同研，渐渐滴，令似乳）住用　半夏半两，热酒烫一度，姜汁浸一宿

上七味为末，用生姜自然汁煮面，糊为丸如绿豆大，研好朱砂度过，每服一丸至二丸，生姜龙脑水下，勿嚼。

《博济方·嗽喘》

紫金丹，治肾脏风，上攻下疰，虚肿疼痛，补暖丹田，大进饮食，及疗妇人血风，血气流注，筋骨疼痛，或发寒热，口苦舌干，四肢烦倦，血海久虚，兼化痰涎。

黑附子半两，炮，去皮脐　丁香半两　硇砂半两　缩砂半两，去皮　当归半两　天南星半两，炮　半夏半两　肉豆蔻五个　自然铜一两，火煅，于醋内淬七遍　木香半两　防葵半两　青箱子半两　朱砂半两　水银一分

上一十四味，先将水银、朱砂、硇砂三味同细研，余即一处为细末，和匀，以醋面糊为丸，如梧桐子大，薄荷茶下十丸，或薄荷酒下亦可，日二服。

《博济方·风证》

三圣丸，治日久积年，血气癥癖瘕聚，诸药疗理不差，至效。

舶上硫黄一两　水银一两　硇砂去砂石，秤一分用

上三味，乳盆内滚研如粉，却以生铁铫内，用文武火熬熔成汁，以铁火箸搅令匀，一茶久，放冷，刀铲下，以纸裹，入地坑内，埋一宿，取出，再研令匀细，却以赤芍药、当归一分，荆三棱一分，莪术一分，红花一分，并生用，细锉如法，酒一升，煎及一半，漉出于砂盆内，研，生布挼汁再熬，放冷，入飞罗，面煮糊丸如绿豆大。若因产后伤于饮食，结伏腹胁，少许下七丸或至十丸；若取磨癖块，空心温酒下三丸至五丸；所有药滓挼了，焙干为末，另入干地黄半两、真蒲黄一分，芫花一分，醋炒焦黄色，同研为末，以三圣丸所剩面糊为丸，如绿豆大，治妇人血脏冷气攻冲，心胸疼闷，及一切血海疾，可

常服，温酒下十丸。

《博济方·癥癖》

桃枝丸出钱氏方　疏取积热及结胸，又名桃符丸。
巴豆霜　川大黄末各一钱　轻粉　硇砂各半分
上为细末，面糊为丸，粟米大，煎桃枝汤，一岁儿五七丸，五七岁二三十丸，桃符汤亦可，临卧服。

《普济方》卷三百八十四婴孩诸热疮肿门

软红丸　治小儿急惊，身热涎壅，拘急牵掣，口噤上视。
丹砂研　腻粉各一分，研　龙脑半钱，研　蝎梢一钱，捣末　水银一钱，结砂子　硇砂研　粉霜各一钱，研　半夏二七枚，汤洗七次，焙干捣末　巴豆五十粒，去皮心，不出油，研
上为末，炼黄蜡一两，入熟油少许，同药末研匀为膏，旋丸如绿豆大。每服二丸至三丸。量儿大小虚实，龙脑腻粉水下。

《普济方·婴孩惊风门·急惊风》

朱砂丸出圣惠方　治小儿慢惊风，搐搦发歇不定，喉中涎聚，时作声，渐觉虚羸，不进乳食，眼涩多睡惊痫。
朱砂半两，细研，飞过　雄黄半两，细研　牛黄一分，细研　水银半两，以铅一分，结为砂子
上研水银砂子令细，即与诸药同研，入枣肉和丸，如绿豆大。百日以上儿，以薄荷汤下一丸，一岁儿二丸，一二服取下粘液恶物为效。此药慢善不泻，但是虚困瘦瘁，宜与服之，神验。

《普济方·婴孩惊风门·慢惊风》

牛黄丸　治小儿慢惊风，及治风涎积聚：
牛黄细研　甘草炙微赤，锉　陈橘皮汤浸，去白瓤，焙　黄连去须　天南星炮制　白附子炮制　附子炮制，去皮脐　干蝎微炒　半夏汤洗七次，去滑　犀牛角　硇砂细研　朱砂细研各一分　水银半两，烧枣瓤一处，别研星尽　金箔二十片，

细研　硫黄半两,细研　麝香半分,细研　巴豆十枚,去心皮壳,别研,压去油

上为末,都研令匀,以面糊和丸,如黍米大,每服以甘草薄荷汤下三丸至五丸。

《普济方·婴孩惊风门·慢惊风》

圣枣丸出幼幼新书　治小儿惊风痫疾。

木香　丁香　硇砂　粉霜　轻粉　干漆　芫花　青橘皮　朱砂　巴豆霜各二钱

上为末,枣肉为丸,如碗豆大。每服三丸,用枣汤吞下。

《普济方·婴孩惊风门·一切惊风》

青金丹出直指方　疏风利痰。

芦荟　牙硝　青黛各一钱　使君子三个　南硼砂　轻粉半钱　蝎梢十四个

上为细末,香墨水丸,麻子大。每服一丸,薄荷汤泡下。

《普济方·婴孩惊风门·一切惊风》

银砂丸出钱氏方　治涎盛膈热,实痰嗽积,潮热惊风。

水银一钱,结砂子,三皂子大　辰砂二钱,研　蝎尾去毒,为末　硼砂各一钱,研　粉霜　轻粉各一钱　郁李仁去皮,一钱　白牵牛子一钱　好腊茶三钱　铁粉二钱

上同为细末,熬梨汁为膏,丸如绿豆大。龙脑水化下一丸至三丸。亦名梨汁饼子,及治大人风涎,并食后服。一本无白牵牛末。

《普济方·婴孩惊风门·一切惊风》

犀角饼子　治小儿惊热,凉膈化痰。

犀角镑　珍珠末　丹朱研　硼砂研　粉霜研　腻粉　青黛　水银与黑铅结成沙子,各一分　龙脑　麝香研,各一钱

上捣研为末,再同研匀,山药煮酒糊和丸,如皂角子大,捏作饼。每服半饼,薄荷汤化下,食后临卧服。

《普济方·婴孩诸热疸肿门·惊热》

睡红散　治小儿急慢惊风，手足搐搦，目瞪神昏，口眼相引。

牛黄　硼砂　脑子　珍珠　水银砂子，各半钱　麝香一分　青黛　蝎尾炒　京墨烧烟尽　南星姜汁浸一宿　半夏姜汁浸一宿　蛇含石醋淬，六味各一钱　金箔十片　银箔十片　乌蛇尾并项下七寸，并酒浸一宿，取出去皮骨炙，一钱

上牛黄、麝香、脑子、硼砂、金箔、银箔先研细，次入水银砂子，再将余药捣罗为末，一处研匀。每服婴孩半字，半岁一字，一二岁半钱，三四岁一钱，以意加减，金钱薄荷汤下。如一服搐定，即便用调胃气观音散二三服。如小儿再作气粗发搐，宜进鸡舌香散二三服。一方有薄荷无南星。

《普济方·婴孩惊风门·急慢惊风》

桃枝汤出钱氏方　疏取积热及结胸。又名桃符丸。

巴豆霜　川大黄末各一钱　轻粉　硇砂各半分

上为细末，面糊为丸，粟米大，煎桃枝汤，一岁儿五七丸，五七岁二三十丸。桃符汤亦可，临卧服。

《普济方·婴孩诸热疸肿门·诸热》

妙灵丸全婴方　治小儿久患恶痢，里急后重，并滑肠泄泻，虚中有积。

硇砂一钱　辰砂少许

上研细，以黄蜡半两，先于盏内熔成汁，入去皮巴豆三七粒，煎巴豆紫色，去巴豆，入前二味再研和于蜡内，三分中取一分，再成汁，倾药在内，急搅令剂，刮出，瓷盒内收。丸小豆大，三岁二丸，泄泻恶痢，艾汤送下。水泻，冷水下，食前，取积，增药丸数，冷泻，甘草汤下，临卧服。

《普济方·婴孩下痢门·一切痢久不瘥》

绛雪散　治大人小儿，咽喉肿痛，气息难通。

硼砂少许　白矾如皂子大　马牙硝三分　硝石四两　黄丹半两　巴豆六枚

上粗瓷罐子一个，先煨令热，后次第渐渐下药，巴豆逐个打破，候

有火焰尽，更入一个，续入蛇蜕皮一条，谓之七擒，以火养成汁，候结硬乃成也。每用少许，竹筒子吹在患处。忌鸡犬妇人见。唯腊月合之。

《普济方·婴孩唇舌口齿咽喉门·喉咽等疾》

乌头散　治牙齿动摇，终不坚固者，宜用出牙。

川乌头　巴豆　大硼砂　硼砂　大蜘蛛　腻粉

上等分细罗为散，研入巴豆令匀。每用少许著牙根，一食间，牙即自出。

《普济方·卷七十·牙齿门》

鲊汤丸　治小儿泻痢五色脓血，如烂鱼肠，并无大便，只是脓血，肠中搅痛。

粉霜　轻粉　朱砂　硇砂各一钱　白丁香四钱　乳香半钱　巴豆七粒,去皮心,不去油

上为末，蒸枣肉丸小豆大。三岁二丸，煎鲊汤吞下，候积下，与调胃气，并食前服。

《普济方·婴孩下痢门·脓血痢》

治恶疮，或有小虫。

胆矾一钱　龙骨二钱半　轻粉一钱　虎骨　白矾各二钱半　麝香五分　乳香一钱　硇砂二钱　脑子一字　土蜂房二钱　露蜂房二钱半　雄黄二钱

上细末，刺破，盐水洗，看紧慢上药，神效。

《医学纲目》卷之二十丹熛痤疹

水银轻粉类方

吕文靖公为相，章献太后垂帘同听政。李宸妃薨……文靖乃请治丧皇仪殿，太后与帝举哀后苑，百官奉灵舆车由西华门以出，用一品礼殡洪福寺。公又谓入内都知罗崇勋曰："宸妃当以后服殓，用水银实棺，异时莫道夷简不曾说来。"章献皆从之。后章献上仙，燕王谓仁宗言："陛下李宸妃所生，妃死以非命。"仁宗号恸毁顿，不视朝者累日，下哀痛之诏自责，尊宸妃为皇太后，谥章懿。甫毕、章献殿殡，幸洪福寺祭告。易梓宫，帝亲哭视之，后玉色如生，冠服如皇太后者，以有水银沃之，故不坏也。帝叹息曰："人言其可信哉！"

《邵氏闻见录》卷八

治上盛下虚，痰涎壅塞，升降阴阳，安和五脏，扶助元气，用水银一斤，硫黄四两，以新铁铫炒成砂，有烟即以醋洒，研细入水火鼎，醋调赤石脂封口，铁线扎缚、晒干，盐泥固济，用炭二十斤煅，如鼎裂，笔蘸赤石脂频抹，火尽为度，经宿取出为末，糯米丸如麻子大。每服二十粒，空心枣汤、米饮、人参汤任下。此药最能镇坠。

《卫生易简方·虚劳》

治轻粉结毒，用好川椒（拣粒粒全开口者）两许，再用黑铅斤许，熔开候凝，面平将椒摊在铅上，铅冷再熔再摊，如此三次，椒已紫色。每用二钱，不用嚼碎，早晨空心白滚汤下。服后大便粪俱当淘洗，其椒粒粒闭口，椒内即含轻粉而出，直待椒内绝无，则毒自散，终身不发矣。

《济世神验良方·外科附录》

侍其傅服水银，久之，发痒爬搔，成赤疹，水银随指爪出，细如粟颗。建炎中帅杭，已昏不任事。既罢，疾革，未属纩，诸姬皆散不禁，可为世戒。

《泊宅编》卷九

《古今录验》疗小儿喋，其病在咽中如麻豆许，令儿沫，不能乳哺，方：取水银如黍米与服，觉病无早晚，水银下咽便愈，以意量之，不过小麻子许与可也。

《外台秘要·小儿口喋方四首》

治风癫失性，颠倒欲死，五癫惊痫，雄雌丸方：
雄黄　雌黄　真珠各一两　鈆二两熬，令成屑　丹砂一分　水银八分
上六味末之，以蜜捣三万杵，丸如胡豆。先食，服二丸。日二。稍加，以知为度。《古今录验》云：疗五癫，牛癫则牛鸣，马癫则马鸣，狗癫则狗鸣，羊癫则羊鸣，鸡癫则鸡鸣，病五癫狂病者，脏腑相引，盈气起，寒厥不识人，气静瘛疭吐沫，久而得苏者。

《千金要方》卷十四第五

硇砂、水银去肉积。

《证治要诀·积聚》

桑叶膏，治小儿伏热，吐泻烦渴，腹疼肢冷。
水银　硫黄各一钱，同研黑　丁香　槐花蜜炙炒　藿香叶　腊茶各十分，滑石三钱
上为末，炼蜜和丸，如鸡头大。三岁一丸，煎桑叶汤，食前化下。

《普济方·婴孩吐泻门·吐利》

平胃散，治小儿伏热，吐泻烦渴，腹冷疼：
水银　硫黄各一钱，同研黑　诃子炮，去核　肉豆蔻炮　桂去皮　草豆蔻去皮　附子炮，去皮　脐炙以上各一钱

上为末，炼蜜丸如鸡头大。三岁一丸，米汤调下，食前服。

《普济方·婴孩吐泻门·吐利》

羌活膏，治小儿伏热，吐泻不定，烦热肚疼：

羌活　独活　人参　防风　肉桂去皮，不见火　硫黄三钱　白茯苓　全蝎各一分　水银一分，同硫黄研无星

上为末，炼蜜丸如鸡头大。三岁一丸，薄荷汤化下，食前服。

《普济方·婴孩吐泻门·吐利》

阴阳丸，治伏热吐泻，并诸般吐逆不定：硫黄半两，水银一钱。

上同研无星，如黑煤色，姜汁糊丸小豆大。三岁三丸，冷水下。

按：此"三丸"字，当是"一丸"之误。

《普济方·婴孩吐泻门·吐利》

治魂丹：治杨梅天疱疮溃烂，喉穿鼻崩，脓血淋漓，血竭、乳香、没药、铜绿、白枯矾、黄丹、穿山甲煨焦各一钱，轻粉、蟾酥各五分，麝香一字。

上为末，蜗牛研如泥，和丸绿豆大。每一丸，重者二丸，细嚼葱白、裹药，热酒送下，空心。（正传）

《东医宝鉴·杂病篇八·诸疮》

水珠丸：治年久杨梅，顽疮不愈者，水花珠（即轻粉也）一钱，枯白矾、朱砂各一钱半。

上为末，用全蝎酒煎膏和匀，分作六丸，分三日服，以羊肉、鲜鱼等汤送下，九日全愈。（入门）

《东医宝鉴·杂病篇八·诸疮》

天疱丸：治天疱疮、杨梅疮，轻粉一钱半，朱砂、雄黄、陈石灰各半钱。

上为末，陈米饭和丸如绿豆大，每三丸清茶吞下。（治疱方）

《东医宝鉴·杂病篇八·诸疮》

六六丸：治天疱杨梅疮，轻粉一钱三分，黄丹八分，朱砂、雄黄各五分，乳香、麝香各三分。

上为末，糯米糊和匀，分作六丸，每日清茶下一丸。

《东医宝鉴·杂病篇八·诸疮》

治血汗血衄不止，定命散方：丹砂、水银、麝香各一分。

上三味研细，分为二服，用新汲水调下。

《圣济总录·鼻衄门·衄蔑》

治水肿利小便方……又方：

水银三两，三日三夜煮，葶苈子、椒目各一升，衣鱼二十枚，水萍、瓜蒂、滑石各一两，芒硝三两。

上八味，捣葶苈令细，下水银更捣，令不见水银止，别捣椒目令细，捣瓜蒂水萍，下筛，合和余药，以蜜和，更捣三万杵成丸。初服一丸如梧子，次服二丸，次服三丸，次服四丸，次服五丸，次服六丸，至七日，还从一丸起，次服二丸，如是每至六丸还从一丸起。始服药，当咽喉上有疱子肿起，颊车肿满，齿龈皆肿，唾碎血出，勿怪也，不经三、五日即消，所苦皆瘥，亦止服药。若下多，停药以止利。药至五下止。病未瘥，更服，病瘥止。此治诸体肉肥厚，按之不陷，甚者臂粗，著衣袖不受，及十种大水，医不治者，悉主之，神良。

《千金要方》卷二十一第四

治脑破髓出欲死，服水银方：水银二钱。

上一味，每服一钱许，服之即活。须臾未觉，再服。

《圣济总录·伤折门·头伤脑髓出》

《广济》……又疗精魅病方：水银一两。

上取水银，纳浆水一升，炭火上煎，三分减二，即去火取水银，如熟豆大，取当日神符裹水银空腹吞之，晚又吞一服，三日止，无所忌。

《外台秘要·鬼魅精魅方八首》

雄黄、腻粉去涎积。

《证治要诀·积聚》

轻粉散，治小儿壮热惊风。天南星、半夏、滑石各一钱，巴豆霜一字。

上为细末，轻粉半钱，研匀，面糊为丸，如粟米大。每岁三粒，三岁七粒，用葱汤下。

《普济方·婴孩诸热疸肿门·壮热》

桃符丸，治小儿风热：大黄、郁李仁、黄蘗、宣黄连、郁金各一分，巴豆二七七个，去皮油，为霜，轻粉二钱。

上为末，滴水为丸，如绿豆大，以朱砂为衣。每服二丸，用桃符煎汤，看人大小加减。

《普济方·婴孩诸热疸肿门·风热》

红粉散，治小儿浑身虚肿，气喘，不思饮食。朱砂一钱，槟榔一钱，轻粉半钱。

上为末，每服一字或半钱，薄荷汤调下，吃一服则取下，仍用前观音散、人参散、神术散调其胃气，忌生冷粗硬等物。

《普济方·婴孩诸热疸肿门·诸肿》

鲊汤丸，治小儿泻痢五色脓血，如烂鱼肠，并无大便，只是脓血，肠中搅痛。粉霜、轻粉、朱砂、硇砂各一钱，白丁香四钱，乳香半钱，巴豆七粒去皮心不去油。

上为末，蒸枣肉丸如小豆大，三岁二丸，前鲊汤吞下，候积下，与调胃气，并食前服。

《普济方·婴孩下痢门·脓血痢》

双粉丸，治小儿血痢，身热，可食。轻粉五分，定粉三钱。
上为末，蒸饼为丸小豆大，三岁三十丸，煎艾汤下。

《普济方·婴孩下痢门·血痢》

轻粉散，治大小便秘：用大枣十枚，却用真轻粉一厘，每一个大枣入粉少许，合住，用盏子盛，纸覆之者，汤甑上蒸熟，细咀，白汤下。虚者不宜用。

《类编朱氏集验医方·积聚门·秘结》

治猪、羊痫，用水银、黑铅、辰砂、乳香各一两三钱，先将铅化开入水银，用柳木槌研，次下辰砂研细，下乳香研匀，丸如鸡头肉大，置净水碗内。每服二丸，午前半饥饱时井花水送下，良久吃白粥一碗，三、四服可愈。

《卫生易简方·癫痫》

治小儿咳嗽呕吐，用轻粉一钱，百草霜一两，同研细，米饭丸如米粒大，每服一丸，米饮送下，立愈。

《卫生易简方·小儿·感冒咳喘》

治小儿胸喉膈热大喘……又方：用胆矾、轻粉等分为末，每服一字，浆水一匙，小油三点，搅匀灌之，须臾即吐，喘便止。

《卫生易简方·小儿·感冒咳喘》

治一切积聚气胀，两胁膨满，无问新久，用大黄三两，黑牵牛头末一两，硇砂三钱，栀子半两，轻粉二钱。
共为末，炼蜜捻如小铜钱大厚，食后细嚼三饼，温酒送下，临卧如行,粥补之,虚实加减服。

《卫生易简方·积聚癥瘕》

治反胃吐食,水不能停,用黑铅、水银各一钱半。一处于慢火上结成砂子,为细末,丁香三钱,官桂一钱,硫黄五钱,为末。每服三钱,生姜汁三钱,用小黄米汤调,空心服。

《卫生易简方·反胃》

治反胃久不愈及小儿吐不止,用硫黄半两研细,入水银二钱半,同研无星。每服三钱,空心生姜汁,酒一盏,煎热调服,被盖汗出即愈。

《卫生易简方·反胃》

〔罗〕桂香散,治膈气反胃,诸药难瘥,朝食暮吐,甚者食已辄吐,其效神速:水银、黑锡各三钱,硫黄五钱。

上三味,铫内用柳木槌熬研,微火上,细研如灰。取出后用丁香末二钱,桂末二钱,生姜末三钱,都一处研令匀。每服三钱,黄米粥饮调下,一服效,甚者再服。

《医学纲目·呕吐膈气总论·翻胃》

坏涎丸,治痰涎壅盛,服药未退,头重心烦,饮食不下。硇砂(二分),寒水石(半两,猛火烧透红好酒内淬五七遍取出),密陀僧(一大分),定粉(一大分),龙脑(一分),水银(一大分),将定粉放盏内与水银同研,渐渐滴令似乳住用,半夏(半两,热酒烫一度),姜汁(浸一宿)。

上七味为末,用生姜自然汁煮干,糊为丸如绿豆大,研好朱砂度过,每服一丸至二丸,生姜龙脑水下,勿嚼。

《博济方·嗽喘》

紫金丹,治肾脏风,上攻下疰,虚肿疼痛,补暖丹田,大进饮食,及疗妇人血风,血气流注,筋骨疼痛,或发寒热,口苦舌干,四肢烦倦，血海久虚，兼化痰涎。

黑附子半两，炮，去皮脐　丁香半两　硇砂半两　缩砂半两，去皮　当归半两　天南星半两，炮　半夏半两　肉豆蔻五个　自然铜一两，火煅于醋内焠七遍　木香半两　防葵半两　青箱子半两　朱砂半两　水银一分

上一十四味，先将水银、朱砂、硇砂三味同细研，余即一处为细末，和匀，以醋面糊为丸，如梧桐子大，薄荷茶下十丸，或薄荷酒下亦可，日二服。

《博济方·风证》

三圣丸，治日久积年，血气癥癖瘕聚，诸药疗理不差，至效。舶上硫黄（一两），水银（一两），硇砂（去砂石，秤一分用）。

上三味，乳盆内滚研如粉，却以生铁铫内，用文武火熬熔成汁，以铁火箸搅令匀，一茶久，放冷，刀铲下，以纸裹，入地坑内，埋一宿，取出，再研令匀细，却以赤芍药一分，当归一分，荆三棱一分，莪术一分，红花一分，并生用，细剉，加法酒一升，煎及一半，漉出于砂盆内，研，生布揿汁再熬，放冷，入飞罗，面煮糊丸如绿豆大。若因产后伤于饮食，细伏腹胁，少许下七丸或至十丸，若取磨癖块，空心温酒下三丸至五丸；所有药滓揿了，焙干为末，另入干地黄半两，真蒲黄一分，芫花一分，醋炒焦黄色，同研为末，以三圣丸所剩面糊为丸，如绿豆大，治妇人血脏冷气攻冲，心胸疼闷，及一切血海疾，可常服，温酒下十丸。

《博济方·癥癖》

安神丸，治小儿惊风搐搦，化涎镇神。

使君子两枚，以麦裹于慢火中煨，候麦熟为度，去麦只用使君子　水银一钱，结砂子　香细墨一钱　芦荟一钱　辰砂一钱　腊茶一钱　轻粉二钱　天竺黄半钱　青黛半钱　蝎梢三七个　乳香一钱　龙脑一钱　寒食麦一钱半　真熊胆半钱

上十四味，同研令匀细，滴水和为丸如绿豆大，每服一丸，薄荷蜜水化下。如小儿稍觉惊着，化半丸与吃，若能常服，永无惊疾。

《博济方·惊痫》

水银丸 幼幼新书　治小儿啼叫不止，乳母便将奶喂，因被怒气未定为涎裹，乳滞胸膈，面色痿黄，或时发热吐逆方。

上用积聚门中三出丸药末五匕，铜钱入水银艾同研令匀，星尽为度，亦醋面糊为丸，如绿豆大，朱砂为衣，金钱薄荷汤下三五丸，乳食后服。

《普济方》卷三百九十二婴孩癖积胀满门

软红膏 出医方妙选　治小儿潮搐，涎盛者。

天南星一两，生用　朱砂半两　水银一分，用真石蜡油半盏，同研细　干蝎梢四十九枚

上一处，入龙脑麝香各一钱，再研枣肉，和于石臼中，捣三五百下，硬软得所成膏，如皂子大，每服一粒，煎薄荷汤化下，神验，大小加减。

《普济方·婴孩惊风门·一切惊风》

夺命散，治惊风痫病，眼目翻视，牙关噤急，口内无气，唇赤，并皆治之。

蜈蚣　轻粉　朱砂　麝香　白附子　牛黄以上各一分　蟾酥半钱　水银用枣肉少许，不见星秤，一钱　天南星一个，去心　真珠末一字　巴豆霜三个，去油

上为末，枣肉为丸，每服三丸，薄荷汤下，口噤不开，研灌入鼻中，心烦壮热，荆芥汤下，加减。

《普济方》卷三百七十八婴孩一切痫门

褊银丸　治小儿惊痫涎盛，搐搦不定。

天南星炮半钱　青黛研一钱　蝎梢炒，四十枚粉霜研　水银　滑石各半钱　半夏七枚，用生姜汁一升煮　龙脑研　麝香研，半字　腻粉研，半钱

上研为末，用水浸炊饼和丸，如梧桐子大，捏作饼子，每服一饼至二饼，量儿大小加减，薄荷汤下。

《普济方·卷三百七十八·婴孩一切痫门》

水银丸出直指方　治胎风壮热，痰盛翻眼口噤，取下胎中蕴受之毒，亦治惊积，但量用之。

水银一钱，蒸枣肉，研如泥　白附子一钱半　蝎一钱　南星　朱砂各一分　天浆子　牛黄　芦荟各半分　脑一字　铅霜半钱，和水银研　麝香半钱　白僵蚕炒，七个

上为末，粟米糊丸，芥子大，每一丸薄荷汤下。如未通利，加至二丸。

《普济方·婴儿初生门·胎风》

露蜂房丸　治小儿胎中久积风热，发歇手足搐搦，多惊不睡，出圣惠方

露蜂房半分，炒令黄色　蚕蛾半两，微炒　天浆子三十枚，微炒　天南星半分，泡裂　朱砂半两，细研，水飞过　干蝎一分，微炒　腻粉一分　牛黄一分，细研　水银一分，以枣肉研，令星尽

上为末，都研令匀，以炼蜜和丸，如绿豆大，不计时候，煎槐、柳、薄荷汤下五丸，量儿大小，以意加减。

《普济方·婴儿初生门·胎风》

水银丸出圣惠方　治小儿风发作抽掣，浑身急强，眼目反张。

水银　天麻　天南星炮裂　白附子炮裂　干蝎各一两，微炒　麝香研细　龙脑细研　藿香各一分　白僵蚕一两，微炒

上为末，先用少许枣肉研水银星尽，与诸药末同研令匀，炼蜜和丸，如绿豆大。不计时候，以薄荷酒研三丸服之。量儿大小，以意加减，得汗出立效。

《普济方·婴儿初生门·胎风》

水银丸出圣惠方　治小儿天瘹，多惊搐搦，眼忽戴上，吐逆夜啼，遍身如火，面色青黄，不食乳哺，并无情绪。

水银一两煮青州枣肉二十颗同研，水银星尽　天南星半两，炮，半生，使半　白僵蚕半两，生用　干蝎一分，生用　牛黄一分　麝香一分　白附子半两，生用

铅霜半两

上拌药除水银膏，牛黄、麝香、铅霜三味研，令如粉，余四味捣罗为末，都研令匀，用水银膏和丸，如黍米大，一二岁每服用薄荷汤下三丸，三四岁儿每服五丸。不计时候，量儿大小，以意加减服之。

《普济方·婴儿初生门·胎风》

牛黄丸出圣惠方　治小儿胎风，手足搐搦，遍身壮热。

牛黄一分，细研　水银一分，用黑铅一分，同结为砂子，细研　朱砂一分，细研　犀角屑一分　麝香半分，细研　蝎梢一分，微炒　天浆子一分　天南星一分，炮裂

上为末，以糯米饭和丸，如绿豆大，不计时候，以薄荷汤化破三丸服之，量儿大小，以意加减。

《普济方·婴儿初生门·胎风》

独枣汤，用大枣一枚，去核，入轻粉半钱，以枣相合，缚定，慢火煮熟，食枣，以枣汤下。

《普济方·婴儿大小便淋秘门·秘结》

至圣丹一名青金丹出和剂方　治一切惊、天瘹，目睛上视，手足搐搦，状候多端，用药一丸，用温水化，滴鼻中，令喷嚏三五次，更用薄荷汤下二丸即愈。……熊胆（用温水化入药）、芦荟（研）、腻粉（同水银研）、朱砂（干飞）各一两，麝香（研）半分，蟾酥（研者，酒浸一宿）、龙脑（研）、铅霜（研）各一字，雄黄（研飞）、青黛（研）、胡黄连末，各半两重，白附子（炮）二钱，水银一钱（与腻粉同研，未见火星）。

上为末入，研药匀，用熬过渍猪胆汁浸，蒸饼为丸，如黄米大，汤使如何。此药退惊治风，化虫杀疳，除百病，进乳食。

《普济方》卷三百七十一婴孩惊风门

雄黄丸，疗五癫，牛癫则牛鸣，马癫则马嘶，狗癫则狗吠，羊癫则

羊鸣，鸡癫则鸡鸣。五癫病者，脏腑相引，盈气起寒厥不识人，气争挛瘛，吐沫，久而得苏。

雄黄研　雌黄一方无，一方用一两　真珠末　水银各一两，千金水银使八分　铅粉二两熬成屑，千金此一味是铅　丹砂半两研，千金使二两

上捣，和以蜜，又捣三万杵为丸，先食服胡豆大三丸，日再。惊痫亦愈。《千金》、范汪同。儿三丸如小豆。忌生血物。

《普济方·婴孩一切痫门·癫痫》

铁粉丸，治小儿心脏积热，时发癫痫，呕吐涎沫，作声迷闷。

铁粉　龙齿各细研一两　铅霜　麝香细研　天南星各一分　天麻三分　朱砂细研，水飞过　水银　黑铅各半两，与水银结为砂子细研。

上为末，都研令匀，以炼蜜为丸如绿豆大，每服以竹沥研化五丸服之。量儿大小加减。

《普济方·婴孩一切痫门·癫痫》

治小儿癫痫，连年不瘥方，名水银丸。铅、水银各二两，硫黄、铁粉各一两。

上先将铅放铛子中，令消，即下硫黄炒，不住手就铛研搅，得硫黄烟气似息，入水银又搅，次下铁粉，以武火烧少时将出，一夜露地出火毒，后研令极细，即以粟米饭丸，如绿豆大，每于食后以金银汤下五丸。量儿大小加减。（一方食前服）

《普济方·婴孩一切痫门·癫痫》

日应丹，治癫，连年不瘥。金银箔各三十片，黑锡、硫黄、水银研细，铁粉研各一两。上先将锡放铛子内，熔令消，即放硫黄炒，不住手就铛研搅，候硫黄烟气似息，次入水银、铁粉、金银箔同搅，用紧火烧少时都倾出露地一宿，出火毒，再研和匀，用粟米饭和如绿豆大。每于食后五粒至七粒，煎人参汤下。量儿大小加减。（一方以朱砂为衣）

《普济方·婴孩一切痫门·癫痫》

神效雄黄丸，治小儿五般痫，牛痫即牛声、马痫即马嘶，狗痫即狗吠，羊痫即羊鸣，鸡痫即鸡鸣，五痫病者，五脏相引，邪气盛，起寒厥，反张，手颤，口吐涎沫，须臾如苏，复作。（此方与钱氏五色丸同。但《博济》水银用八分耳。五色丸：

朱砂半两　水银一分，一作二两　真珠一两，研末　铅三两，同水银熬

上炼蜜为丸如麻子大，每服三四丸，煎金银薄荷汤下。）

《博济方·惊痫》

钱汤丸，治小儿惊积壮热。

猪牙皂角灰一钱　朱砂一钱　天南星末半钱　滑石末一钱　轻粉一钱，好者　巴豆二十四粒，去皮尖

上六味同研至细，以寒食面为糊，和丸如绿豆大，每服一岁二岁二丸，三岁三丸，煎钱汤下，临卧服。

《验方新编·惊痫》

舟车神佑丸　泄水湿。

甘遂一两，醋炒　大黄二两　芫花醋炒，一两　黑牵牛头末，四两　轻粉一钱　大戟一两，醋炒　青皮　陈皮　木香　槟榔各半两

取盅加芫荑半两为末，水丸，空心服。

《医学纲目》卷之四治虚实法

〔《保》〕木香金铃散　治暴热心肺，上喘不已。

大黄五钱　金铃子去核　木香各三钱　轻粉少许　朴硝二钱

上为末，食后每服三四钱，柳白皮煎汤调下，以利为度。

《医学纲目》卷之五治发热

〔华佗〕治传尸劳，太乙明月丹，其病肌瘦面黄呕吐，咳嗽不安，先烧安息香，令烟出，病人吸之不嗽，非传尸也，不可用此药。若烟入咳嗽不止，乃传尸也，宜用此药。

雄黄　木香各半两　天灵盖炙，一两　轻粉一分　鳖甲酥炙，一两　兔屎

二两

上为末，用法酒一大升，大黄末半分，熬膏，入前药为丸弹子大，朱砂为衣，五更初服，勿令人知，以童便和酒化一丸服。如人行十里许，必吐出虫，状如灯心细长，久如烂瓜子，又如虾蟆，状各不同。未效，次日再服，以应为度。

《医学纲目》卷之五傅尸劳热

〔《本》〕治虚风头旋，吐痰涎不已，养正丹：

黑铅　水银　硫黄　朱砂各一两

上用铁盏一只，火上熔铅成汁，次下水银，用柳杖子打匀，取下放少时，下二味末，令冷，研为粉，用米饮丸，或用枣肉丸，如梧子大。每服三十丸，盐汤下。

《医学纲目》卷之十一眩

〔《本》〕治霍乱吐泻不止，及转筋诸药不效者，一粒青金丹：

硫黄一两,研　水银八钱

上二味，铫子内炒，柳木篦子不住手搅匀，更以柳枝蘸冷醋频频洒，候如铁色，结如青金块方成，刮下再研如粉，留小半为散，余以棕子尖三个，醋约半盏研稀调得所，成膏和丸如鸡豆大，朱砂为衣。每服一丸，煎丁香汤磨化下，热服，如服散，丁香汤调下一钱，伤寒阴阳乘伏，用龙脑冷水磨下，日二三服。

《医学纲目》卷之十四筋

粉香散　吹乳蛾即开

白矾三钱　巴豆三粒,去皮油　轻粉　麝香各少许

上于铁器上飞白矾沸，入巴豆在矾上枯去，不用巴豆，为细末，三味和合吹喉中。

《医学纲目》卷之十五咽喉

〔《精》〕车螯散

车螯一两，煅通赤。本草云：车螯解酒毒　生甘草　轻粉五分

上一处为细末，每服四钱，浓煎栝蒌酒调下，五更服，转下恶物为度。未知，再用。效在五香之上。本草云：车螯，大蛤也，一名蜃

《医学纲目》卷之十八痈疽

〔世〕夺命丹　治疗疮发恶心，及诸恶疮。

蟾酥半钱　朱砂水飞，三分　轻粉　枯矾　寒水石水飞，各一钱　铜绿一字　麝香一字　海羊二十个，研，即蜗牛也

上件为细末，将海羊另研为泥，和药一处，丸如绿豆大，如丸不就，加好酒成之。病轻者一丸二丸，重者三丸，未效再服。服时嚼葱白一大口极烂，置于心，放药丸于葱内裹合，以热酒送下，暖处卧，取汗出为效。忌冰水。

《医学纲目》卷之十九痈疽所发部分名状不同

〔《瑞》〕返魂丹　治十三种疔。

朱砂　胆矾各一两半　血竭　铜绿　蜗牛生用，各一两　雄黄　枯白矾各一两　轻粉　没药　蟾酥各半两　麝香少许

上将蜗牛，蟾酥研烂，余药为细末，同研和丸，如鸡头大，每服一丸。令病人先嚼葱白三寸放在手心，将药丸裹在葱白内，用热酒一盏吞下，如重车行五里许，有汗出即瘥。如不能嚼，葱研烂裹下极效。

《医学纲目》卷之十九痈疽所发部分名状不同

急惊……不可听信时医峻用攻击，如巴豆轻粉之类，以取速效，伤害不小。

《验方新编·小儿科·杂证治》

治胞衣不下诸方……又方：水银一弹子大。

上斡开产妇口灌之，扶起令坐，不食顷，扶起令倚立，其子即下。唯临产面青舌赤，沫出欲死，子犹不出，并产妇已死，而欲令子出者可服。

《卫生家宝产科备要·胞衣不下诸方》

治小儿诸般勾喘疾：乌鸡卵一个，轻粉少许

上将鸡卵于尖小一头打小穴子，入轻粉在内，用杖子搅转令匀，坐鸡卵于饭上，蒸熟讫，将与患者小儿吃，只一枚取效。

《卫生家宝产科备要·累用经效方》

治虚风头旋，吐涎不已，养正丹：

黑铅　水银　舶上硫黄水飞　朱砂水飞，各一两

上用建盏一双，火上熔铅成汁，次下水银，用柳枝子打匀，取下放少时，下二味末打匀令冷，取下研为粉，用米饮丸或用枣肉丸，如梧子大，每服三十粒，盐汤下。此药升降阴阳，补接真气，非止头旋而已。

《普济本事方·头痛头晕方》

治霍乱吐泻不止及转筋，诸药不效者，一粒治一人，青金丹：硫黄（一两，研），水银（八钱）。上二味，铫子内炒，柳木篦子不住搅匀，更以柳枝蘸冷醋频频洒，候如铁色，法如青金块方成，刮下再研如粉，留少半为散，余以粽子尖三个，醋约半盏，研稀稠得所，成膏和丸，如鸡头大，朱砂为衣，每服一丸，煎丁香汤磨化下，热服，如服散。丁香汤调下一钱。伤寒阴阳乘伏，用龙脑冷水磨下，日二，三服。

《普济本事方·翻胃呕吐霍乱》

治小儿急慢惊风，积癖。扁银丸：

青黛三大钱　水银一皂子大，同黑铅炒，结成砂子　寒食面　黄明胶炒令焦，为末，各二钱　轻粉炒，五钱　雄黄水飞　粉霜　朱砂水飞，各一钱　巴豆二十一个，去皮膜油　脑　麝少许

上都研细匀，滴水丸如麻子大，捏令扁曝干，瓷盒盛，一岁一丸，随意加减，煎皂子汤送下，不得化破。

《普济本事方·小儿病》

治阴中伏阳，破阴丹：

硫黄舶上者　水银各一两　陈皮去白　青皮去白，各半两，末

上先将硫黄铫子内熔,次下水银,用铁杖子打匀,令无星,倾入黑茶盏内,研细,入二味匀研,用厚面糊丸如桐子大,每服三十丸。如烦躁,冷盐汤下;如阴证,冷艾汤下。

《普济本事方·伤寒时疫上》

〔利惊丸〕钱氏方:
天竺黄二钱　青黛　轻粉各一钱　黑牵牛生,头末半分,一方用半钱

上为末,每服一字,温水少许,滴下小油一点,药在上,沉下去脚,以浆水灌之,立效如神。

《卫生宝鉴·小儿门·急惊》

〔沉香海金沙丸〕治一切聚积,散脾湿肿胀,肚大、青筋,羸瘦恶证。
沉香二钱　海金沙　轻粉各一钱　牵牛头末一两

上为末,研独头蒜如泥,丸如桐子大。每服五十丸,煎灯草汤送下。量虚实加减丸数,取利为验。大便利止后服。

《卫生宝鉴·诸湿肿满》

〔醉仙散〕治大风疾,遍身瘾疹,瘙痒麻木。
胡麻子　蔓荆子　牛蒡子　枸杞子各一两,一处同炒　白蒺藜　苦参　瓜蒌根　防风各半两　轻粉少许

上为末,每服一钱,茶清一盏调下,空心,日午、临卧各一服。服后五七日,先于牙缝内出臭黄涎,浑身疼痛,次后便利脓血,病根乃去。

《卫生宝鉴·疠风论》

又治阴毒硫黄丸:硫黄(二两),水银(一两)。同研入铫,洒少醋,慢火炒,欲似烟出,再出火洒醋,如此三四遍,地上放冷研之,蒸饼丸梧桐子大,每服二十、三十丸,艾汤吞下,日三服,食前。

《伤寒总病论·阴毒证》

治大孔虫痒方：

蒸大枣取膏，以水银和，捻长三寸，以绵裹，宿纳大孔中，明旦虫皆出，水银损肠，宜慎之。

《千金要方》卷十八第七

治五癫方：

铜青　雄黄　空青　水银各一两　石长生　茯苓　猪苓　白芷　白敛　白薇　人参各二两　卷柏　乌扇各半两　硫黄一两半　东门上鸡头一两

上十五味末之，以青牛胆和，著铜器中，于甑中五斗大豆上蒸之，药成服如麻子三十丸，日再夜一，服者先食。

《千金要方》卷十四第五

治水肿，小便利方……又方：

水银三两，三日三夜煮　葶苈子　椒目各一升　衣鱼二十枚　水萍　瓜蒂　滑石各一两　芒硝三两

上八味，捣葶苈令细，下水银更捣，令不见水银止，别捣椒目令细，捣瓜蒂水萍，下筛，合和余药，以蜜和，更捣三万杵成丸。初服一丸如梧子，次服二丸，次服三丸，次服四丸，次服五丸，次服六丸，至七日还从一丸起，次服二丸，如是，每至六丸，还从一丸起。始服药，当咽喉上有疬子肿起，颊车肿满，齿龈皆肿，唾碎血出，勿怪也，不经三五日即消，所苦皆瘥，亦止服药。若下多，停药以止利，药至五下止，病未瘥，更服，病瘥上。此治诸体肉肥厚，按之不陷，甚者臂粗，著衣袖不受，及十种大水医不治者，悉主之，神良。《深师》、《集验》、《陶氏》、《古今录验》无衣鱼，水萍，瓜蒂，滑石

《千金要方》卷二十一第四

解轻粉毒：轻粉性最燥烈，杨梅等疮服此虽易收功，而其毒窜入经络，或口齿肿烂，或筋骨疼痛挛缩，久而溃烂，经年累月，甚至终身不愈，致成残废。用土茯苓一两，薏米、银花、防风、木通、白藓皮各一钱，木瓜钱半，皂角子四分，气虚加顶上党参一钱，血虚加当归七

分，煎服，日服三次。忌饮茶并羊、牛、鸡、鹅、鱼肉、烧酒、面食、辣椒及一切发物，并谨戒房事半年。服至十日，渐次痊愈，功效非常。

又方：红枣丸，专治诸疮溃烂，久不收口，大有神效。山羊粪晒干，炒成炭，存性，磨成细粉，用大枣去皮核，捣如泥，再入前粉，搓成丸，每服四钱，黑枣汤送服。

《验方新编·解救诸方》

犀角丸 出圣惠方 治小儿胎风搐搦，筋脉拘急，牙关或时紧硬方……又方：

牛黄一分　麝香半分　腻粉一分　朱砂一分　虎睛一对，微炒　水银一分，以枣穰研，令星尽　龙脑一分

上细研入酒煎，膏内看硬软和丸，如绿豆大。不计时候，以竹沥下三丸。量儿大小加减。

《普济方·婴儿初生门·胎风》

水银丸 出圣惠方　治小儿急惊风，咽膈痰壅，迷闷口噤，手足搐搦。

水银以枣肉一分，同研令星尽　天南星炮　蝎微炒，各一分　腻粉研，一分

上捣研为末，同令匀，再添枣肉，丸如黍米大，每服五丸，乳香汤下，薄荷汤亦得。量儿大小，如意加减服之。

《普济方·婴孩惊风门·急惊风》

利惊丸 出危氏方　治小儿急惊，身热面赤，引口中气热，大小便黄搐掣。

青黛　轻粉各一钱　牵牛末半两　天竺黄二钱

上为末，白面糊丸，如小豆大，每服二十丸，一岁一丸，薄荷汤下。

《普济方·婴孩惊风门·急惊风》

褊银丸　治小儿急惊风，膈上风痰，喘粗壮热，或伤乳食，渴燥腹胀，或即下利。

巴豆半钱,去油　亦墨二钱,烧　水银　黑铅各一钱

上为末,入麝香半字,陈米饭为丸,小豆大。三岁三丸,薄荷汤放冷吞下,不得化下。

《普济方·婴孩惊风门·急惊风》

银朱丸　治小儿急惊风

水银结砂子,半皂子大　甘遂二钱,捣　丹砂研　轻粉各一钱五分　龙脑半钱,研

上同研细,炼蜜和为剂子,每服旋丸如半皂子大。量儿大小加减,煎薄荷汤化下。

《普济方·婴孩惊风门·急惊风》

珍珠丸　治小儿急惊风,发搐涎潮,壮热有痰,嗽壅盛。

白附子　滑石　巴豆十五粒,去油　轻粉各一钱　天南星一钱

上为末,糊丸如小豆大。三岁一二丸,葱白汤送下。一方加蝎尾半钱。

《普济方·婴孩惊风门·急惊风》

小青丸　治小儿急惊,涎盛咳嗽痰实,气粗发热。

轻粉一钱半　滑石一钱半　南星一钱一字　蝎尾半钱　青黛半钱

上为末,和丸如小豆大。二岁五丸,薄荷汤下。若作散尤佳。如痰实气喘,吐泻出痰,立效。

《普济方·婴孩惊风门·急惊风》

坏涎丸　治小儿急惊风,喉中有涎,呀啤有声。

雄黄　丹砂　铅白霜三味同研　水银用枣肉研,令星尽为度　甘草炙为末,各等分

上研为末,糯米饭和丸,如黍米大。每服二丸,以梨汁下,化为度。更量大小加减。

《普济方·婴孩惊风门·急惊风》

天南星丸　治小儿急惊，痰涎壅毒，壮热腹胀。

天南星炮制　朱砂细研　水银以小枣肉研令星尽各一分　金箔二七片，细研　银箔二七片，细研　麝香二钱，细研　巴豆二枚，去皮心研，纸裹，压去油

上捣罗天南星为末，共研令匀，炼蜜丸，如黍米大。一岁儿每服以温暖水下一丸，取下恶物为效，二岁以上，加丸服之。

《普济方·婴孩惊风门·急惊风》

龙脑水银丸　治小儿急惊，并宣转风热。

龙脑研　麝香研，各一钱　猪牙皂角炙　甘遂各一钱　腻粉研，一钱　青黛研　水银结砂子，各二钱　巴豆去皮心膜，研七粒，不出油

上为末，面糊丸，如麻子大。一岁一丸，更量病紧慢，及儿大小加减，用薄荷汤下。

《普济方·婴孩惊风门·急惊风》

雄黄丸　治急惊风，牙关紧急，筋脉抽掣，腰背强硬，口内多涎。

雄黄一钱，细研　麝香一钱，细研　牛黄一钱，细研　朱砂一钱，细研　腻粉三钱　巴豆七枚，去皮研，纸裹去油　半夏二钱，汤洗七次，去滑　天浆子十枚，内有物者，微炒　水银一钱，用枣肉研，令星尽

上为末，入水银膏，同研令匀，炼蜜和丸，如黍米大。不计时候，以温酒下二丸。量儿大小，加减服之。

《普济方·婴孩惊风门·急惊风》

百灵丸出圣惠方　治小儿急惊风，化涎除搐搦。

黑铅一分　水银一分，以上二味同结作砂子，细研　天南星一分，炮制　白附子一分，炮制　干蝎一分，微炒　天麻一分　蝉壳一分，微炒　天麻一分　蝉壳一分，微炒　麝香一分，细研　牛黄一分，细研

上为末，糯米饭为丸，如黍米大。不计时候，温酒下三丸。

《普济方·婴孩惊风门·急惊风》

软红丸　治小儿急惊，身热涎壅，拘急牵制，口噤上视。

丹砂研　腻粉各一分，研　龙脑半钱研　蝎梢一钱，捣末　水银一钱，结砂子　硇砂研　粉霜各一钱半，研　半夏二七枚，汤洗七次，焙干捣末　巴豆五十粒，去皮心，不出油，研

上为末，炼黄蜡一两，入熟油少许，同药末研匀为膏，旋丸如绿豆大。每服二丸至三丸。量儿大小虚实，龙脑腻粉水下。

《普济方·婴孩惊风门·急惊风》

犀角丸出圣惠方　治小儿急惊风，遍身壮热，心多惊悸，睡卧不安，手足跳掣，胸膈多涎。

犀角屑一分　牛黄一分，细研　麝香一分，细研　龙脑一分，细研　水银一分　天麻一分　天南星一分　天竺黄一分，细研　白附子一分，炮制　桂心一分　蝉壳一分　乌蛇肉一分　干蝎一分　铅霜一分　硫黄一分与水银结砂子，细研

上并生用，捣罗为末，入牛黄等同研令匀，炼蜜和丸，如绿豆大。不计时候，以薄荷汤下一丸服之。量儿大小，临时加减。

《普济方·婴孩惊风门·急惊风》

犁河饼子出杨氏家藏方　治小儿急惊壮热，涎盛膈实，目睛上视，手足抽掣，一切惊热涎，悉治之。

朱砂别研　粉霜别研　马牙硝别研，各二钱　水银　硫黄各二钱，同水银结成沙子　牛黄别研　龙脑别研　麝香别研三味，各半钱　铁粉半两，别研　天南星二钱为末，牛胆汁和，却入在胆内线系于通气处，风干用

上件同研为细末，煮面糊和丸，如梧桐子大，捏作饼子。每服一饼子，梨汁化下。量儿大小加减，不拘时候。

《普济方·婴孩惊风门·急惊风》

蝎尾散　治小儿急惊风，神效。

蝎尾二七枚，生用　白附子二七枚，生用　黑铅一钱　水银一钱，二味同结砂子　附子尖二七枚，生用　半夏七枚，汤洗去滑　天南星底一七枚，生用　乌头尖一七枚，去皮用生

上件药捣细罗为散，每服以薄荷汤调下半字。若儿在百日内者，一

字可分为四服。如要作丸,即以枣肉和丸,如绿豆大,以马蔺草汤一丸。临时,更量儿加减。

《普济方·婴孩惊风门·急惊风》

碧霞丹出全婴方 治小儿急中卒风,牙关紧急,不省人事。

石碌一两 胆矾半两 白矾 轻粉各一钱

上为末,面糊丸,如鸡头大。五岁一丸,生油化下,吐涎立效。

《普济方·婴孩惊风门·急惊风》

罢搐煎 治慢惊。

丹砂研 水银 天南星炮 腻粉研 薄荷 白附子炮 干蝎全者炒,各一分

上为细末,用石脑油和成煎。每服一大豆许,薄荷汤化下。

《普济方·婴孩惊风门·慢惊风》

再生丸,治小儿虚风慢惊,搐搦,项筋紧强,手足逆冷,腰背拘急。

蜈蚣一条,酒浸一宿,炙 干蝎全者七枚,炒 蚕蛾十枚,炒 白僵蚕直者,炒 丹砂研,各一钱 天南星炮 白附子炮 麝香当门子各一枚 龙脑研 薄荷心七枚 水银锡结砂子,各一钱 棘刚子二十枚,炒

上为细末,研匀,以石脑油和剂油单裹,每服旋作一丸,如黍米大。冷水化下,须发前服,必效,后服睡脾散。

《普济方·婴孩惊风门·慢惊风》

通圣饼子出御药院方 治小儿慢惊风痫,涎多,咽喉不利,手足搐搦。

天麻 使君子去皮 白僵蚕炒 白附子炮 南星炮,各一分 乳香 青黛 蝎梢炒 腻粉 水银各一钱 黑铅半钱,与水银结砂子 无食子一对,去皮 麝香 脑子各半钱

上为细末,面糊为丸,如梧桐子大,捏作饼子。每服以饼子用薄荷

汤化下，食后临卧服之。量儿大小加减。

《普济方·婴孩惊风门·慢惊风》

回魂煎　治小儿慢惊风

天南星一枚重二钱者，烧地坑子令赤，用醋发下天南星，以挖子合定勿透气，去皮脐，取二钱　白附子三枚，生用　乌蛇四寸，用酒浸，去皮骨，炙　丹砂　蜈蚣一条，酒炙　棘刚子三十枚　干蝎全者七枚，炒　水银沙子两皂子大　腻粉各分　麝香　犀角末　乳香各一钱　金箔三片，共沙子处研　牛黄　龙脑各半钱，研

上捣研匀细。用石脑油为膏，旋丸如绿豆大。每服一丸，薄荷汤化下。

《普济方·婴孩惊风门·慢惊风》

朱砂丸出圣惠方　治小儿慢惊风，搐搦发歇不定，喉中涎聚，时作声，渐觉虚羸，不进乳食，眼涩多睡惊痫。

朱砂半两，细研水飞过　雄黄半两，细研　牛黄一分，细研　龙脑一分，细研　干蝎半两，微炒　腻粉一分　硇砂一分，细研　水银半两，以铅一分，结为砂子

上研水银砂子令细，即与诸药同研，入枣肉和丸，如绿豆大。百日以上儿，以薄荷汤下一丸，一岁儿二丸，一二服取下粘涎恶物为效。此药慢善不泻，但是虚困瘦瘁，宜与服之，神验。

《普济方·婴孩惊风门·慢惊风》

摩化龙脑丸　治小儿慢惊风，潮痰发。

水银一分　金箔二十片　银箔二十片以上，三味细研为子

上为末，都研令匀，以炼蜜和丸，如黍米大。每服以温酒下三丸，量儿大小，以意加减。

《普济方·婴孩惊风门·慢惊风》

羌活煎　治小儿慢惊风，内外俱虚

羌活去芦头　防风去芦　桂去粗皮　独活去芦头　人参各一分　白附子半两　干蝎全者，炒　白僵蚕炒各一钱　水银　硫黄各二钱研

上捣罗八味，次熔硫黄成汁，次入水银为砂子，放冷细研，入众药末，用枣肉蜜和成煎。每服一大豆许，煎防风汤化下，紫参人参汤亦得。一方去白僵蚕加茯苓一分。

《普济方·婴孩惊风门·慢惊风》

治虫毒方：水银、密陀僧、黄丹、轻粉、大黄、丁香、诃子、雄雀粪，（各一两）。

上为末，每服二钱，用面半两，共水和成油饼，食之。又法作棋子，入浆水煮热，食之。

《华氏中藏经·疗诸病药方六十道》

取积聚方：轻粉、粉霜、朱砂（各半两），巴豆霜（二钱半）。

上同研匀，炼蜜作剂，旋丸如麻子大，生姜汤下三丸，量虚实加减。

《华氏中藏经·疗诸病药方六十道》

比惊丸 出全婴方　治小儿急惊壮热，喘粗涎盛，颊赤，大小便不利。

轻粉　滑石各一钱半　南星一钱一字　青黛半钱

上为末，糊丸如小豆大。一岁二丸，薄荷汤下。如急惊头热足冷，口噤面青，筋抽脉掣，上膈顽痰，瘈疭壮盛者，加一丸，煎桃皮，一名桃符，一是桃木皮也，作汤送下，疏流蕴积涎热立安。疮豆余毒不解，宜服之。又去青黛加蝎梢半钱，名小青龙，治同。

《普济方》卷三百七十婴孩惊风门急惊风

太白散出《全婴方》，治小儿急惊，搐搦涎盛。

粉霜　轻粉　白牵牛炒，各一钱

上为末，每服一字，薄荷汤调下，吐涎为效。

《普济方·婴孩惊风门·急惊风》

碧云散 出全婴方　治小儿急惊风，卒中，涎潮气粗，不省人事。

石绿四钱　轻粉一钱

上为末，一字，薄荷汤入酒少许，同调下，良久先吐后利。一方绿云丹，以铜青为末，醋糊丸，如鸡头大一丸，薄荷汤磨下，须臾顽痰如胶，以手拽出，神效。

《普济方·婴孩惊风门·急惊风》

羌活膏出幼幼新书　治小儿急慢惊风，或因吐泻后脾胃虚，传作慢脾之疾。

羌活　独活　人参　白茯苓　肉桂　木香　防风以上各三钱　水银　硫黄　全蝎各三钱　金银箔各十片　真麝香一钱

上为细末，蜜和为膏，每服一黄豆大，薄荷汤化下。

《普济方·婴孩惊风门·慢脾风》

银朱丸一方白银丹　治小儿天瘹，多惊搐搦，眼忽戴上，吐逆夜啼，遍身如火，面色青黄，不食乳哺，并无情绪。

水银一两煮，青州枣二十枚同研水银，星尽　朱砂研，作衣　干蝎生干牛黄研入　麝香研，以上各一分　天南星半炮半生　白僵蚕　白附子各生用　铅霜研入以上各半两

上除水银膏、牛黄、麝香、铅霜三味研令如粉，余四味捣罗为末，都研令匀，用水银膏和丸，如黍米大。二岁儿每服三丸，用薄荷汤下，至三四岁，每服五丸，不计时候。以意量儿大小加减服之。一方不用朱砂作衣，名水银丸。一方有粉霜，无铅霜。

《普济方·婴孩惊风门·天瘹惊风》

金泥煎　治小儿心热多惊悸

金箔七十五片　水银一两半　远志一两，去心　菖蒲三分　钩藤三分　龙脑三分，去芦头　龙齿三分　人参三分，去芦头　赤茯苓三分　青黛一分　蚱蝉三枚去翅足　麝香一分　虎睛一对，炙微赤　牛黄一分　甘草三分，炙微赤，锉酥四两　蜜半斤

上水银金箔同研如泥，又别研麝香、虎睛、牛黄、青黛四味如粉，

其余药捣筛为散，入银锅中，先以水二升，文火煎取半升，以新线滤去滓，再入锅内，酥蜜及金泥并研了药等，慢火煎，不住手以柳篦搅如稠汤，入瓷盒内盛。每服取二大豆许，以温水调服，日三四服。量儿大小，加减服之。

《普济方·婴孩惊风门·惊悸》

辰砂丸　治胃热逆吐不止，及惊风涎盛潮作。

辰砂别研　水银砂子各一分　牛黄　脑麝别研，各半钱　生犀末　天麻　白僵蚕酒炒　蝉壳去土　干蝎去毒炒　麻黄去节称　天南星汤浸七次，切了焙干，秤各一分

上为末，再研匀，热蜜丸如绿豆大，朱砂为衣。每服三丸或五七丸，食后煎薄荷汤送下。

《普济方·婴孩吐泻门·热吐》

保命膏　治吐逆不定，服热药过多，不能瘥者。

丁香　山大戟，大黄炮　不灰木烧红放冷　甘遂各一分，以上俱为细末　朱砂细研　水磨雄黄细研，水飞各半两　粉霜　水银用结锡砂子，各重一钱　巴豆去皮心膜，不去油研细，十个

上都研匀，用黄蜡四两，银石器中熔，搅成膏，旋取和丸如黍米大。每服，未周晬一粒，二三岁两粒，四五岁三粒，六七岁五粒，十岁以上七粒，用新汲水下。

《普济方·婴孩吐泻门·热吐》

二砂散　治小儿惊痫

夜明砂研，一钱　丹砂研，一钱　蛸梢炒，七枚　轻粉研一钱

上为散，每服半钱匕，童子小便并酒各少许调下，量儿大小加减。

《普济方·婴孩一切痫门·惊痫》

雄珠散：

朱砂　雄黄　真珠末　硼砂　水银　铅各半两，先将铅在铫子内煮熔，便

放水银转拨成砂子，泻出放冷即用　全蝎　白附子各三钱　脑麝随意入

上各研，一处为末，每服一字或半钱，荆芥薄荷汤入蜜少许，调服。

《普济方·婴孩一切痫门·惊痫》

安神散　治小儿惊痫，手足瘈疭，头项强硬，状如角弓。

蝎梢炒，一钱半　蜈蚣赤足全者一条，研　轻粉一字　乌头尖生用七个　天南星用生姜捣作饼子，焙干，称半钱　麝香　龙脑研，各七字

上研为散，每服一字匕，量儿大小加减，金银薄荷汤调下。

《普济方·婴孩一切痫门·惊痫》

槟榔丸　治蛔厥腹痛，其证怒啼干痛，吐清涎，人中唇鼻皆黑，谓之蛔厥，多似慢惊，但唇紫耳。

鸡心槟榔　鹤虱　贯众　芜荑　川楝肉　使君子肉　雷丸　雄黄　干漆存性　轻粉　巴豆去壳油　木香　黄丹煅　锡灰炒，不见星如灰各等分

上为末，酒煮面糊丸以用。五更，猪肉葱油煎酱细嚼，莫吞，虫头向上，便用肉汁调化虫散吞下槟榔丸，至巳时取下虫，方可饮食。化虫散见诸虫类。

《普济方·婴孩诸疳诸虫·蛔虫》

归魂丸　治小儿惊痫搦搐，涎潮昏塞。

使君子二枚，以面裹于慢火中煨，候黄为度，去皮不用　水银结砂子　香墨　芦荟　熊胆研　腊茶研　乳香研　龙脑各一钱，研　蝎梢三十枚，炒　天竺黄　青黛研　丹砂研，各半钱　轻粉二钱　寒食面一钱半

上同研令匀细，滴水丸，如绿豆大。每服一丸，薄荷蜜水化下。如小儿稍觉惊者，化半丸与吃。若能常服，永无惊疾。量儿大小加减。

《普济方·婴孩一切痫门·惊痫》

四季散　治久患翻胃及惊吐诸吐。

上好硫黄十两，细研　水银同硫黄再研无星，一分　生姜四两，取汁

上同研如黑煤色，每服三钱，入姜汁并酒一盏，同煎熟，调药，空心服，用衣被盖覆，半日汗出，即瘥。有人患反胃，三年不瘥，治疗百端无一验。四季者持此药与服，汗出如胶，腥秽不可近，后更不复吐，其神效如此。又须量儿大小，服一钱或一字，冷水调下。此药难调，须先滴水少许，以指缓慢研碎，稍稍增汤，始令调和。若入汤酒，则浮泛不可服矣。一方无生姜。

《普济方·婴孩吐泻门·夹惊吐》

羌活膏　治小儿吐利不止，烦渴闷乱，欲成脾风，手足微搐，但非时发热，不能辨认证候，请于一时中并服，随手有应，冬末春初最宜频服。

羌活　独活各去芦头　人参切　白茯苓去皮，切　天麻炙　干蝎　青黛研，各一分　脑麝各半钱，研　水银硫黄各一钱，结砂子

上为末，研匀，炼蜜丸皂子大，捻作饼子。五七岁每服三饼，三二岁二饼，一岁半饼至一饼。如发热，煎荆芥汤下，或乳香汤下。手足厥冷，人参姜汤下。旧方有丁香，而无龙脑、青黛，此方去二物，亦不曾入丁香。三二岁儿，每服止一饼，恐大寒也。若吐甚，丁香汤化下，亦佳。一方，治小儿因惊发热，涎嗽，累经利动，或因伤乳食，吐泻后，气虚弱，精神昏倦，减乳食。手足厥冷，脉息微细，渐成慢惊，用药同。

《普济方·婴孩吐泻门·吐利》

羌活膏　治小儿胃虚，吐泻生风：

羌活　天麻　防风各半两　人参　茯苓　蝎梢酥炒　桂各一两　朱砂一钱研　水银一钱　硫黄一钱，同水银研

上先将八味为末，入水银，硫黄研匀，炼蜜为膏。每服一皂子大，用荆芥薄荷汤化下，食前服。更量儿大小加减。

《普济方·婴孩吐泻门·吐利》

救生丹　治小儿心膈伏热，生涎，霍乱，躁闷，身热，吐逆恶心，

乳食不下。

大戟一钱半　轻粉三字　乳香　丁香各半钱　龙脑一字　粉霜三字　水银　黄蜡各三钱　黑铅一钱，一字与水银结砂子

上为末，熔蜡为丸如小豆大，一岁一丸，木瓜甘草汤饥服。如烦躁，研生芝麻、马齿苋水下。如吐逆，煎藿香汤下。更量虚实加减，食后临卧服之。此药除热化涎，下膈，止吐逆。若胃虚伤冷，呕吐不止者，不可服。凡小儿吐逆，宜速疗之，久不止遂为慢惊。常宜收此药备急。

《普济方·婴孩吐泻门·霍乱》

青金丹一名阴阳丸　治儿霍乱吐逆，及治大人虚实冷热吐泻，并诸般吐逆不定。

水银一钱　硫黄二钱生者，同水银研，令水银不见星，只作黑色

上姜汁糊丸麻子大。每服二十丸，淡姜汤下。治吐，水调末服。

《普济方·婴孩吐泻门·霍乱》

芦荟丸出圣惠方　治小儿八般疳疾。

芦荟研　宣连去须为末　水银　瓜蒂为末　陈皮　蜗牛　麝香　当门子另研　龙脑另研　朱砂另研，同水银再研，不见星　犀角为末　蟾酥剪研，同草药一处为末　蝉蜕去土，各等分

上为末，丸如黍米大。三岁以上三五丸，五岁五六丸。脑疳即鼻疳，黄连汤下。肺疳即气喘促，陈皮汤下。食疳，即吐泻，生姜汤下。脾疳即羸瘦，枣汤下。气疳即叫胀，青皮汤下。筋疳即泻血，盐汤下。肝疳即目涩，甘草汤下。骨疳即爱卧冷地及吃泥土，茶清下。奇妙不可尽述。

《普济方·婴孩诸疳门·治小儿一切疳》

熊胆丸出圣惠方　治小儿一切疳，肌体干瘦，发坚毛焦，心神烦热。

熊胆研发入　蜗牛炒，令微黄　黑狗胆　黄连去发　胡黄连　丁香　麝细研　沉香　水银以枣肉少许，研令星尽　鲤鱼胆　青黛以上各一分

上为末，都研令匀，炼蜜和丸，如黄米大。不拘时候，以冷水下五丸，粥饮下亦得。量儿大小，加减服之。

《普济方·婴孩诸疳门·治小儿一切疳》

保童丸 出圣惠方　治小儿一切疳，体瘦皮干，毛发焦黄，心热烦渴。杀五疳，宜服。

青黛一两　熊胆一分　黑狗胆一枚　麝香半分　芦荟一分　鲤鱼胆五枚　蟾头灰一分　蜗牛一分，炒令黄为末　水银一分，枣肉研，令星尽

上以青黛等细研，次下猪胆研令匀，炼蜜和丸，如黄米大。每服以冷水下五丸，量儿大小，加减服之。

《普济方·婴孩诸疳门·治小儿一切疳》

鲊汤丸　治疳积。

南星　乳香　滑石　白丁香　青黛一钱　轻粉二钱　金箔五片　巴豆十六粒，去皮心　锡末 先将水银安纸上，溶入手挪碎

上为末，糊丸，如粟米大。每服三十丸，薄荷汤下。如疳积，鲊汤下。胀满茴香汤下。赤白痢甘草汤下。疟疾桃枝汤下。

《普济方·婴孩诸疳门·治小儿一切疳》

金科猪肚丸 出傅氏活婴方　治一切疳积，面黄肌瘦，腹内痞癖气块、五疳多虫，骨蒸，疳寒热，瘦悴，面浮、无辜、丁奚，若候。

使君子一升　青皮炒　三棱煨　莪术煨　黄连　胡黄连　川楝子　芜荑炒研　枳壳炒　黄梗皮　青木香　麦芽炒　槟榔炒　香附子　陈皮　杏仁研　茴香炒　吴茱萸炒　轻粉　巴豆去心，去油　神曲炒　龙胆草　石榴皮　诃子　肉豆蔻　南木香　芦荟　虾蟆炙　谷芽炒　青黛　白曲　干姜　玄胡索炙　朱砂　姜炒　郁金　皂角　山茱萸　没石子　良姜　干漆炒，令烟尽　丁香各等分

上为末，先用雄猪胆一个，以使君子肉一升，糯米二三合，粳米二合，入猪肚内，蒸熟捣烂糊，再入猪胆汁三四个研匀，却入众药，搜作饼子。臼中杵捣百遍，视色和匀细丸，如麻子大。每服二三十丸，空心

饭饮吞下。量儿大小加减用之。一方加黄丹、鸡子黄、米粉三味，醋炒过，入前药和丸。

《普济方·婴孩诸疳门·二十四候》

胡黄连丸 出《傅氏活婴方》 治瘦疳渴泻，壮热，肚大青筋，虚鸣腹内，牙宣口臭，腹内虫痛，多睡，好饮水，叫啼不止，并宜服之：

芦荟半两 茴香炒半两 使君子半两 芜荑炒三钱 胡黄连半两 黄连半两 川楝子半两 陈皮半两 木香三钱 青黛半两 龙胆草半两 轻粉一钱 夜明砂炒半两 巴豆四十九粒，去油 脑麝少许

上为末，煮胆汁糊为丸，如麻子大。每服五十丸，空心饮汤下。

《普济方·婴孩诸疳门·二十四候》

丁香丸 治小儿慢惊风，吐逆不定，胃虚生涎，多惊饶睡。

丁香一分，为末 半夏三枚，汤洗十次，焙干为末 蝎梢四十九枚，炒为末 水银 铅各一分，二味结砂子

上合研匀细，用熟枣肉和丸，如绿豆大，每服五丸至七丸，量儿大小加减，并用荆芥薄荷汤下。大人虚风痰涎，丸如梧桐子大，一服七丸至十丸。

《普济方·婴孩惊风门·慢惊风》

交泰丹 出全婴方 治小儿因吐泻之后，变成慢惊，累服热药，上热下冷，涎鸣气粗，服药虽多，止在膈止，不入中，此药治虚阳潮上，发搐来去。

黑铅一两 硫黄 水银各三钱 天浆子二十一个 蜈蚣一条 朱砂 附子炮，去皮脐 铁液粉各二钱 全蝎 蛇肉酒浸，去骨，各一钱 麝香半钱 槐柳枝各二寸，细细剉，同铅入铫子炭灰上煅，别将槐柳枝各一茎，不住手打旋入硫黄冷，次入水银煎为沙子为度，地上出火气

上为末，姜汁煮糊丸，如绿豆大，每服三丸，米饮汤送下，食前。如病热速，炼蜜和丸，如鸡头实大一丸，薄荷汤化下。本法作丸子，镇坠。

《普济方·婴孩惊风门·慢惊风》

保童碧丹 出傅氏活婴方　治疳积疳劳，肚大虚肿，取后用杀虫消疳，自然安矣。

硫黄　芫荑仁炒　黄连各五钱　轻粉一钱　巴豆五粒，去油

上为末，醋糊为丸，如粟米大。每服用十丸，姜苏汤，空心温服，忌生冷物。

《普济方·婴孩诸疳门·二十四候》

水银丸 出圣惠方　治小儿慢惊风，面青口噤，吐涎，脚冷身热，频频搐搦。

水银半两，入黑铅半两，结为沙子，细研　天南星一分，炮制　铅霜一分，细研　朱砂一分，细研　雄黄一分，细研　天竺黄一分，细研　犀角屑一分　牛黄半分，细研　龙脑半分，细研　马牙硝一分　金箔二十片，细研　白附子一分，炮制　干蝎一分，微炒　腻粉半分

上为末，入诸药同研令匀，用雀儿饭瓮内虫十枚，炼蜜用研药，和丸如绿豆大。不计时候，以薄荷汤化破三丸，量儿大小加减服之，并加麝香少许。

《普济方·婴孩惊风门·慢惊风》

牛黄丸　治小儿慢惊风，及治风涎积聚：

牛黄细研　甘草炙微赤，剉　陈橘皮汤浸，去白瓤，焙　黄连去须　天南星炮制　白附子炮制　干蝎微炒　半夏汤洗七次，去滑　犀牛角　硇砂细研　朱砂细研，各一分　水银半两，烧枣瓤一处，别研星尽　金箔二十片，细研　硫黄半两，细研　麝香半分，细研　巴豆十枚，去心皮壳，别研，压去油

上为末，都研令匀，以面糊和丸，如黍米大，每服以甘草薄荷汤下三丸至五丸。

《普济方·婴孩惊风门·慢惊风》

治咽喉涎壅，喉痹等疾 出幼幼新书

郁金大者一个，为末　轻粉炒，一钱　巴豆七粒四粒熟，三粒生，熟者是去油，生者生用

上和合药，先左研四十九遍，后亦向顺研令匀，次入轻粉。每服一字，管子吹入喉中。

《普济方·婴孩唇舌啮咽喉门·中风口噤》

瓜蒂散　壮实者可用，治风痰壅塞，诸药化不下者。

用甜瓜蒂末三钱，加轻粉一字，水调灌，良久痰自出，如未出，含沙糖一块下咽，即吐。

《普济方·婴孩诸风门·中风》

水精丹　治婴孩小儿夹食伤寒，又治虫积、食积、贴积、惊积，恶物食伤。

天南星一钱　滑石各为末，二钱　水银粉秤半钱　芫荑取仁，一百片　巴豆五十粒，去壳，不出油

上先研巴豆令极细，再下芫荑仁，复研方入众药，研令极匀，以烂饮为丸，如黄豆大。每服三五丸，以岁数加减，米汤泡生姜葱吞下。服时须令婴孩小儿空心，不可吃乳食，稍饥方可进药。如膈上有食物，先须吐出，如膈下有食方得转泻。切忌生硬果实，肉食等物，近夜卧服佳。

《普济方·婴孩伤寒门·夹食伤寒》

梨浆饼子　治小儿伤寒惊搐，治风下涎。

轻粉半两　铁粉　荆芥穗　辰砂　腊茶各一钱　郁李仁七个，去油　粉霜半两　牵牛二十七个，微炒　脑麝少许

上为末，炼蜜为饼子，加减用梨汁薄荷汤化下。

《普济方·婴孩伤寒门·夹惊伤寒》

牛黄丸　治小儿中风，手足拘挛，身体强直，口噤壮热。

牛黄　犀角屑　麝香　胡黄连　干蝎　朱砂　羚羊角　钩藤　雄黄　天竺黄　水银枣肉研星尽，以上各一分　蛇肉半两，酒浸去皮，骨焙

上为末，蒸饼和丸，如黍米大。每服五丸，薄荷汤下，量儿大小，

加减服之。

《普济方·婴孩诸风门·中风四肢拘挛》

主胜丸出幼幼新书　治小儿一切惊。

蜈蚣三条　饭瓮儿虫七个　全蝎七个　粉霜　砂砂　硫黄　水银各一钱　白面三钱

上研细，炼蜜为丸，如梧桐子大。每服一丸，看虚实加减服，薄荷汤化下。

《普济方·婴孩惊风门·一切惊风》

揭风汤出直指方　下痰利热。

青黛　芦荟　全蝎各一两　南星半两，为末水调作饼子，包裹前项，煨令赤色　朱砂一钱半　牙硝　轻粉各二字　全蝎煨令赤色一钱半

上为末，每服一字，煎金钱薄荷汤调下。

《普济方·婴孩惊风门·一切惊风》

青金丹一名睡惊丸出全婴方　治小儿身热，忽发吐逆，夜多惊啼，荏苒不解，或泻或秘，变成慢惊。或为痾病，定搐搦，疗疳疾，坠痰镇心安神。

轻粉　脑子　麝香各一钱　墨烧钱半　面三钱　青黛二钱　使君子五枚，面裹火煨熟　金箔十片　银箔十片

上为末，滴水丸，如鸡头子大。三岁一丸，慢惊，煎薄荷汤化下，服讫须臾便睡觉立愈，后更与少许。如些小惊急者半丸，已下慢惊，随大便取为下涎。若吐泻成惊者，先与神宝丹一二服，次用此药，涎下后再与神宝丹。若只吐不泻，便服此药，涎下后再与神宝丹少许。刘氏不用青黛。神宝丹方见慢惊风类。

《普济方·婴孩惊风门·一切惊风》

芦荟散出《直指方》　治惊风，痰盛发搐：

全蝎五个焙　巴霜一字　轻粉半钱　芦荟　南星炮　朱砂各一钱　川郁

金一分，皂角水煮，焙干　脑子　麝香各一字

上为末，每服一字，金钱薄荷汤调下。

《普济方·婴孩惊风门·一切惊风》

珠圣青黛丸出《幼幼新书》　治小儿惊风，化痰涎：

青黛一钱　巴豆五粒，去皮心，纸内去尽油　龙脑三钱　水银一豆大　黑铅少许，同水银结砂子　朱砂一分　轻粉一分　硫黄半钱，研

上研为末，用粟米饭为丸，如黍米大。三岁以上五丸，三岁以下三丸，煎金钱薄荷汤下。

《普济方·婴孩惊风门·一切惊风》

至宝丹出直指方　治小儿惊风痰热。

螺青半两　京墨四钱　巴豆去油一钱　北五灵脂二钱半　轻粉　脑各半钱　史君子十四个，连麝一字，壳煨取肉　飞白面三钱

上为末，并水和丸，梧桐子大。每一丸，水研下。

《普济方·婴孩惊风门·一切惊风》

羌活膏出直指方　治小儿惊痰涎。

天麻　赤茯苓各半两　羌活　防风各二钱半　人参　全蝎　朱砂研　明硫黄　水银各一钱

上硫黄水银同研如泥，次以七味夹和，炼蜜丸，皂子大。每服一粒，薄荷汤下。

《普济方·婴孩惊风门·一切惊风》

圣枣丸出幼幼新书　治小儿惊风痫疾。

木香　丁香　硇砂　粉霜　轻粉　干漆　芫花　青橘皮　朱砂　巴豆霜各二钱

上为末，枣肉为丸，如豌豆大。每服三丸，用枣汤吞下。

《普济方·婴孩惊风门·一切惊风》

阳痫散 出直指方　治惊风搐痰热。

朱砂　芦荟　白附子生,各一钱　麝香少许　轻粉一字　胡黄连二钱　蝎尾十四个　直僵蚕十个　赤蜈蚣一条,炙　金箔十片

上为末，每服一字，薄荷荆芥泡汤调下。如口不开，先吹入鼻中。

《普济方·婴孩惊风门·一切惊风》

睡惊一宝丹 出幼幼新书

朱砂　轻粉　芦荟　青黛　京墨　寒食面　脑麝香各等分　使君子等分,倍煨　金箔十片

上为末，寒食面煮糊为丸，如虎睛大，薄荷汤化下，临卧，复量儿大小与之。金箔为衣。

《普济方·婴孩惊风门·一切惊风》

镇心丸 出幼幼新书　治小儿惊风，心神恍惚，精神不定，浑身掣搦，手足瘛疭喉内涎响。

猪苓一分,烧存性　人参　茯苓　朱砂　珍珠末各一钱　石菖蒲末二钱　金银箔各三片　水银砂一钱半　脑麝各少许

上为末，汤浸蒸饼心为丸，如绿豆大。每服七丸十丸至十五丸，远志薄荷汤下。

《普济方·婴孩惊风门·一切惊风》

银砂丸 出钱氏方　治涎盛膈热，实痰嗽积，潮热惊风。

水银一钱,结砂子,三皂子大　辰砂二钱,研　蝎尾去毒,为末　硼砂各一钱,研　粉霜　轻粉各一钱　郁李仁去皮,一钱　白牵牛子一钱　好腊茶三钱　铁粉二钱

上同为细末，熬梨汁为膏，丸如绿豆大。龙脑水化下一丸至三丸。亦名梨汁饼子，及治大人风涎，并食后服。一本无白牵牛末。

《普济方·婴孩惊风门·一切惊风》

七宝牛黄丸 出御药院方　治婴孩小儿，诸惊及痫，手足搐搦，眼睛瞪

者，宜服之。

朱砂　粉霜　轻粉各二钱　牛黄半钱　脑麝各一分

上为末，糯米糊丸，如梧桐子大。每服二三岁半丸，四五岁一丸，煎金钱薄荷汤磨下。月内小儿一丸，分四五服。百日内者一丸分三服。量儿大小壮怯，及病轻重加减。

《普济方·婴孩惊风门·一切惊风》

麝香丸出幼幼新书　治小儿一切惊痫等病。

草龙胆　胡黄连各半两　木香　蝉蜕去翅为末，干秤　芦荟去芦，秤　熊胆　青黛各一分　轻粉　脑麝　牛黄各一钱，并别研　瓜蒂二十一个为末

上猪胆为丸，如梧桐及绿豆大。惊痫脏腑，或秘或泻，清米饮或温水下，小丸五七粒至一二十粒。痫眼猪肝汤下。痫渴燖猪汤下亦得，猪肉汤下亦得。惊风发搐眼上，薄荷汤化下一丸，更水研一丸，滴鼻中。牙痈口疮研贴。虫痛苦楝根或白芜荑汤送下。百日内小儿，大小便不通，水研对脐中。虫候加干漆，好麝香各少许，并入生油一两，点温水化下一大丸。病急则研碎，缓则浸化。小儿虚极，慢惊者勿服。尤治急惊痰热。

《普济方·婴孩惊风门·一切惊风》

至圣丹一名青金丹出《和剂方》　治一切惊，天痫，目睛上视，手足搐搦，状候多端，用药一丸，用温水化，滴鼻中，令喷嚏三五次，更用薄荷汤下二丸即愈。如久患五痫，腹胀头大，四肢瘦小，好吃泥土，不思乳食，爱咬指甲，时挦眉毛，头发稀疏，肚上青筋，及久患泻痢，并用米饮下二丸。久患痫蛔咬心，发歇疼痛，并以苦楝子煎汤下二丸。如鼻下赤烂，口齿痫虫，并口疮等，用孩儿奶汁，研二丸涂在患处。痫眼雀目，用白羊子肝一枚，竹刀子劈开，入药二丸在内，麻缕缠定，用淘米水沩煮熟，空心食之，仍令乳母常忌毒鱼大蒜鸡鸭猪肉等。

熊胆用温水化入药　芦荟研　腻粉同水银研　朱砂研，飞各一两　麝香研，半分　蟾酥干者，酒浸一宿　龙脑研　铅霜研，各一字　雄黄研飞　青黛研　胡黄连各半两重　白附子炮，二钱　水银一钱，与腻粉同研，未见火星

上为末入，研药入，用熬过猭猪胆汁浸，蒸饼为丸，如黄米大，汤使如前。此药退惊治风，化虫杀痄，除百病，进乳食。若膈三两日进一服，永无百病，不染横夭之疾，即凡有患，与服必有功效。

《普济方·婴孩惊风门·一切惊风》

金箔丸　治小儿惊风壮热，时气疮疹，摇头弄舌，啾哩，目涩多睡，涎嗽。兼治寒邪发热，及下利脓血。

金箔四十九片　丹砂研　水银沙子　麝香研　腻粉研，各一钱　牛黄研　青黛研　犀角末　白僵蚕炒　蝉蜕去土　麻黄去根节　白附子　天麻酒浸，炙　天南星炮酒浸，焙　干蝎炒，各一分

上捣研为末，同研匀细，生蜜和丸，如梧桐子大，或鸡头子大。每服一丸，分三服，不拘时候，煎人参薄荷汤化下。更量儿大小加减。一方治惊悸，薄荷自然汁化下。

《普济方·婴孩惊风门·一切惊风》

铁粉煎　治小儿惊热，心燥神闷，胸膈不利，痰涎呕逆，利膈镇心：

铁粉研　丹砂研　水银沙子　马牙硝研　龙脑研，各一钱　天竺黄　寒食面各一分　轻粉研，半钱　珍珠末三钱　槟榔二枚，为末　麝香研　丁香末各一钱　恶实一分微炒为末

上捣研为末，和匀，以生蜜少许，调如膏。每服一小皂角子大，用金钱薄荷汤化下，量儿大小加减。

《普济方·婴孩惊风门·一切惊风》

治小儿童子一百二十般杂惊出幼幼新书

天南星　青黛并为末，各挑三大钱　麝香少许　水银一粒，赤豆大　轻粉挑一大钱　巴豆七粒去油

上为末，一处，用煮面糊为丸，如绿豆大。十岁以下至一岁以上，每服十丸，用生葱汤吞下，早晨日午至晚连宵空心各进一服，子母皆忌生冷苋菜炙煿淹藏花色酒肉。又云十五以下至七岁十五丸，七岁以下至

周岁十丸，周岁以下至百日七丸，皆葱白汤下，乳母依前。百日以下至满月五丸，荆芥汤下。满月至三朝三丸，用蜜姜汁少许调下。以上乳前空心日进三服，但是不安，看轻重加减与服。

《普济方·婴孩惊风门·一切惊风》

青金丹_{出直指方} 疏风利痰。

芦荟　牙硝　青黛各一钱　使君子三个　南硼砂　轻粉半钱　蝎梢十四个

上为细末，香墨水丸，麻子大。每服一丸，薄荷汤泡下。

《普济方·婴孩惊风门·一切惊风》

太乙银硃丹_{出幼幼新书} 治小儿惊风壮热，涎盛发痫，手足搐搦，目睛上视及风壅实，心膈满闷，呕吐痰涎，大便秘涩。

黑铅炼十遍，秤二两与水银结砂子，分为小块，同甘草水煮半日，候冷取出研，去甘草不用　水银结砂子　铁粉各三两　甘草十两，同煮铅　天南星炮为末，三两　硃砂飞研，半两　腻粉研，一两

上同研匀，以面糊为丸，如麻子大。每一岁儿服一丸，用薄荷蜜汤下，微利为度，未利再服，食后。

《普济方·婴孩惊风门·一切惊风》

天麻丸_{出幼幼新书} 利惊下痰，凡钓肠锁肚，撮口，可通用。

南星炮，二钱　天麻　川灵脂　全蝎焙，各一钱　轻粉半钱　巴霜一字　白附子炮　牙硝

上为末，稀面糊丸，麻子大。每服一丸，薄荷姜一片，泡汤送下。

《普济方·婴孩惊风门·一切惊风》

天麻神妙丸_{出幼幼新书} 治惊风。

天麻　僵蚕各酒浸一宿　轻粉　蝎炒　白附子米泔浸一宿以上，各等分

上为末，炼蜜丸，如绿豆大，入硃砂麝为衣。每服一丸，薄荷汤下。

《普济方·婴孩惊风门·一切惊风》

金箔膏出医方妙选　治大便不通者。

金箔十片，另研　水银一分，以枣肉少许，另研星尽　砒砂一分，飞研　雄黄一分，研　铅霜一分　干蝎为末，一分

上研为细末，取鹅黎汁和丸，如绿豆大。每服二粒至三粒，麝香汤化下。

《普济方·婴孩惊风门·一切惊风》

透关散出幼幼新书　治卒中感厥诸痫，小儿惊风，涎满，口噤，立效。

砒砂二钱　龙脑一钱　牛黄一钱　腻粉一钱　水银同砒砂炒，如铁色无星为度，一钱

上同研为细末，分作三服，同煎薄荷汤调下，取出恶物，五七日后更一服，一月更一服，小儿每服一字，薄荷汤下，口噤者拗开灌之，甚妙。

《普济方·婴孩惊风门·一切惊风》

铁粉丸出御药院方　坠风痰，潮搐吐逆，咳嗽涎盛。

水银、铅二味同结沙子，共称一分　砒砂　铁粉　天南星去脐，炮为末，各一字　轻粉一钱

上一处研至水银星尽为度，生姜汁面糊为丸，如粟米大。每服十五丸，生姜汤下。名太乙丹。

《普济方·婴孩惊风门·一切惊风》

水银褊丸子　治小儿惊风壮热，涎甚喘急，或发搐搦，或目睛上视，及因乳哺不节，胸满喘逆，精神迷闷，发痫瘈疭，并宜服之。

水银　黑铅各一两，与水银结砂子　干蝎全者　腻粉　铅白霜研　青黛研　百草霜研　牛黄研，各一分　香墨烧，研二钱　黄明胶炙令黄燥，一钱　巴豆一两，去皮心膜，醋煮令黄

上为细末，入研药末匀，以陈粟米饭和丸，如绿豆大，捏扁。每一岁儿服一丸，二岁二丸，三岁三丸，四岁以上，服四丸，用干柿汤下，薄荷汤亦可。更审实加减服，利下青粘滑涎为度。乳食后服，不得化

破。一名褊银丸。

《普济方·婴孩惊风门·一切惊风》

睡应丹，调理诸般惊：

京墨　天南星　白附子　硃砂　雄黄各研末，一钱　金箔一片　轻粉炒三钱　脑、麝各少许　青黛末炒，半钱　全蝎一个

上为末，煮糊为丸，如豌豆大。小儿惊悸壮热，金银薄荷汤化下，微微吐逆，手足冷，吃食进退，睡中忽叫两三声，此乃心脏惊气不散，金箔汤下三五丸，卧时，更煎人参汤下一服；或时时泻青物，煎木瓜汤下五七丸。

《普济方·婴孩惊风门·一切惊风》

龙脑膏出全婴方　治小儿惊风，搐搦痰壅，或者瞪目直视，或眼不开口噤，四肢或冷或热，大便或秘或泄等证。

脑子一钱　石脑油冬半两，夏一钱　南星炮，二钱　轻粉一分　水银半两，腊茶半钱，酥一块如枣大，同研无星

上为末，研和为丸，如小豆大。一岁一丸，乳香汤下，不得化破。

《普济方·婴孩惊风门·一切惊风》

南星醒神散出直指方　治小儿惊风痰热。

天南星不去皮，切片　生姜切片

上用竹签一条，以南星并姜相间插定，次用轻粉些少，掺南星、生姜片间，风干为末。每服一字，薄荷紫苏泡汤调下，大人服半钱，或吐或汗或下即病气出也。

《普济方·婴孩惊风门·一切惊风》

琥珀珍珠散出保生集　治惊风。

全蝎　僵蚕　硃砂　轻粉

上各等分为末，每服一字，用奶乳调下。

《普济方·婴孩惊风门·一切惊风》

玩月散出保生集　治小儿惊风搐搦，眼目上视，此药搐鼻目睛便下，搐搦便定，绝搐鼻如嚏喷可治，不尔死也。

独角仙一个，竹刀中切，作二片　轻粉　大全蝎一个，酒浸软，竹刀切，作二片

上用轻粉拌和，炙令干，二味左边归左，右边归右，各为细末，入细辛末半钱，麝香一豆大，研匀成药。左边独角仙同煎法。却书药上记左右边二字，男左女右用。

《普济方·婴孩惊风门·一切惊风》

羌活膏出卫生家宝方　治惊。

羌活　五灵脂　荆芥穗末　青黛　蝉壳　龙脑　薄荷　白僵蚕　茯苓各一钱　轻粉半钱　天南星半钱灰，炒赤色

上一处为末，炼蜜为膏。每周岁一杨梅核大，薄荷汤化下，日三服，与牛黄散相间服。

《普济方·婴孩惊风门·一切惊风》

睡应丸　治惊吐渐止得睡，方用之。

南星　白附子　青黛　硃砂各一钱　雄黄一钱　轻粉一字　全蝎一个　金箔三片　脑子　麝香各少许　巴豆七粒，去壳心膜，去油

上为末用生姜汁糊为丸，铁盐粉为衣，每服七丸，荆芥汤下。如常服，木瓜汤下。如惊风麝香汤下。

《普济方·婴孩惊风门·一切惊风》

钱汤丸　治小儿惊积壮热。

猪牙皂角灰一钱　硃砂一钱　天南星末半钱　滑石末一钱　轻粉三钱，好者　巴豆二十四粒，去皮心

上为细末，以寒食面为糊丸，如绿豆大。每服一岁二岁二丸，三岁三丸，煎钱汤下，临卧服。

《普济方·婴孩惊风门·一切惊风》

万金丸一名万金丹出瑞竹堂方　治慢惊风急惊风十无一失。

蒿节内虫七月初五日或十五日取　辰砂　轻粉　麝香少许，一方不用

上先以辰砂轻粉为末，入蒿虫研匀，入麝丸如黍米大。每服半钱，一岁儿一丸；二岁二丸，三岁三丸，乳汁下，或冷水亦得。一方男取女乳，女取男乳，名如圣丸。

《普济方·婴孩惊风门·一切惊风》

碧云散出宣明论方　治小儿惊风有涎。

胆矾半两，研　铜青一分，研　粉霜　轻粉各一钱

上为细末，每服一字，薄荷汤下。中风浆水下。如吐多不定，煎葱白汤投之立效。

《普济方·婴孩惊风门·一切惊风》

软红膏出医方妙选　治小儿潮搐，涎盛者。

天南星一两，生用　硃砂半两　水银一分，用真石蜡油半盏，同研细　干蝎梢四十九枚

上一处，入龙脑麝香各一钱，再研枣肉，和于石臼中，捣三五百下，硬软得所成膏，如皂子大。每服一粒，煎薄荷汤化下，神验，大小加减。

《普济方·婴孩惊风门·一切惊风》

水银丸出圣惠方，治小儿急惊风，化顽涎，利胸膈。

水银一分，以枣肉研，令星尽　天南星一分，生用　蟬蟧半两，生用去足

上为末，以枣肉和丸，如绿豆大，不计时候，以薄荷汤下二丸，量儿大小，以意加减。

《普济方·婴孩惊风门·急惊风》

万金散出千金方　治急惊。

生砂轻粉　蜈蚣一条，全者

上等分为末，用阴阳乳汁为丸，如绿豆大。每岁一丸，逐旋加减，乳汁下。

《普济方·婴孩惊风门·急惊风》

犀角饼子　治小儿惊热，凉膈化痰。

犀角镑　珍珠末　丹砂研　硼砂研　粉霜研　腻粉　青黛　水银与黑铅结成沙子，各一分　龙脑　麝香研，各一钱

上捣研为末，再同研匀，山药煮酒糊和丸，如皂角子大，捏作饼。每服半饼，薄荷汤化下，食后临卧服。

《普济方·婴孩诸热疸肿门·惊热》

银液丸　治惊热膈实呕吐，上盛涎壅。

天南炮，二钱　白附子一钱半，炮　水银　龙脑各半钱　轻粉一钱　蝎尾三十枚，炙去毒

上同研匀，石脑油丸，绿豆大。每服二三丸，乳香汤下。大者稍加，无时服。一方治惊风热，名水银膏。

《普济方·婴孩诸热疸肿门·惊热》

青龙丸　治惊积有热。

青黛　茯神　芦荟　南星炮，各一分　麝香少许　轻粉　巴霜一字　全蝎二两，焙

上先将巴霜研如泥，治入诸药，研令极细，丸如粟米大，砂为衣。每服一丸，薄荷汤送下。

《普济方·婴孩诸热疸肿门·惊热》

软金丹　治惊热痰涎壅盛，咳嗽膈食。

天竺黄　轻粉各半两　青黛一两　黑牵牛三分，取末　半夏三分，用生姜三分，同焙干，再为细末

上同研匀，熟蜜剂为膏，薄荷水化下，半皂子大，量度多少用之，食后。

《普济方·婴孩诸热疸肿门·惊热》

镇庭散出宣明论　治小儿一切惊喘，肚胀咳嗽。

郁金　大黄各半两　甘草三钱　轻粉一钱

上为末，每服半钱，用薄荷汤汁，硃砂细研，冷水以木匙沥下。

《普济方·婴孩咳嗽喘门·咳逆上气》

一字散 出金婴方 治婴儿百日内外咳嗽，及诸咳嗽众药不效者。

核桃一个，钻孔如钱眼大 硃砂一钱 脑子一字 水银二钱，入核桃内，醋煮研坌，涂纸三重，裹盐泥固济日干，火煅留三分性，去泥用

上为末，三岁半钱，新生半字，薄荷汁调下。

《普济方·婴孩咳嗽喘门·咳逆上气》

立胜散 治小儿咽喉不止。

胆矾一钱 轻粉少许

上为细末，用浆水半盏，小油一二点，打散灌之。

《普济方·婴孩咳嗽喘门·咳嗽咽喉作呀呷声》

胜金丸 治小鮈齁，肺气喘急，变成龟胸。

砒霜一方 黄丹一分

上以砒霜研细入丹同研，用鲫鱼一个，去肠肚，入砒霜在内，以纸七重裹湿，将黄泥固济，候乾煅红取出，再研细，露星一宿。

《普济方·婴孩咳嗽喘门·咳嗽咽喉作呀呷声》

乌鸡子膏 治小儿鮈喘。

乌鸡子一个 轻粉半钱

上将鸡子开一孔，入粉在内搅匀，纸糊孔子，饭上蒸熟，每日吃一个。

《普济方·婴孩咳嗽喘门·咳嗽咽喉作呀呷声》

褊银丸 治风涎，膈实上热，及乳食不消，腹胀喘粗。

好墨八钱，研 水银半两，河水裹，结沙子 黑铅一钱半 麝香半钱，另研 巴豆一两，去皮油心膜，研细

上将巴豆末，并墨、铅再研和匀，入沙子、麝香、陈米粥和丸，绿豆大，捏扁。一岁一丸，二三岁二三丸，五岁以上五六丸，煎薄荷汤磨冷送下，不得化破。更量虚实增减，食后服。

《普济方·婴孩咳嗽喘门·痰实》

神应丸　治小儿急慢惊风，及卒中，并五种痫疾，或发直目直视，面如桃花，口眼俱闭，或即俱开，喉中作声，汗出如油，惊风下泄，时泻黑色，以上恶候，但一服救之，灌药一粒，立效。

真牛黄　麝香　轻粉各半两　金银箔各百片　磁石　石绿　硃砂　蛇含石火煅醋淬七次　粉霜　雄黄各一两　石燕子两个，火煅醋淬七次

上为末，酒糊丸梧桐子大。一岁一丸，薄荷汤化下，入酒少许尤妙。痫病薄荷自然汁和酒化下。

《普济方·婴孩惊风门·急慢惊风》

睡红散　治小儿急慢惊风，手足搐搦，目瞪神昏，口眼相引。

牛黄　硼砂　脑子　珍珠　水银砂子各半钱　麝香一分　青黛　蝎尾炒　京墨烧烟尽　南星姜汁浸一宿　半夏姜汁浸一宿　蛇含石醋淬，六味各一钱　金箔十片　银箔十片　乌蛇尾并项下七寸，并酒浸一宿，取出去皮骨炙，一钱

上牛黄、麝香、脑子、硼砂、金箔、银箔先研细，次入水银砂子，再将余药捣罗为末，一处研匀。每服婴孩半字，半岁一字，一二岁半钱，三四岁一钱，以意加减，金钱薄荷汤下。如一服搐定，即使用调胃气观音散二三服。如小儿再作气粗发搐，宜进鸡舌香散二三服。一方有薄荷无南星。

《普济方·婴孩惊风门·急慢惊风》

蛇头丸　治小儿急慢惊风，涎盛痰塞，搐搦来去，不问阴阳，但是惊后，服之立效。

蛇头一个，炙　蜈蚣二条，赤足者　硃原三钱　铅白霜　轻粉各二钱　脑子一钱　麝香一钱　铁液粉　百草霜各半两　蛇含石一两，醋淬

上为末，糯米糊为丸，鸡头子大。每服半丸，薄荷汤磨下。一方慢

惊加附子半两，去皮尖，血竭一分。一方加全蝎一分。

《普济方·婴孩惊风门·急慢惊风》

扁银丸　治小儿急慢惊风积。

青黛三大钱　水银一皂子，大同黑铅结砂子　寒食面　黄明胶炒令焦为末，各二钱　轻粉炒，五钱　雄黄　粉霜　硃砂各一两　巴豆十二个，去油　脑麝少许

上都研细匀，滴水为丸，如麻子大，捏令扁，曝干，瓷盒盛。一岁一丸，随意加减，煎皂角子汤，不得化破。

《普济方·婴孩惊风门·急慢惊风》

妙香丸出全婴方　治小儿急慢惊风，及伤风壮热，或结胸，五七日以上，面赤大燥，腹胀喘粗，面易五色者，以龙脑水吞下一丸，下恶物，并药丸即差。

硃砂一两　牛黄　脑子　麝香　轻粉各三字　金箔十片　巴豆二十五粒，去油　黄蜡六钱

上为末，熬蜡为丸，如小豆大。三岁一丸，薄荷汤下，或以脑子水下。如惊痫年深，不过五服，更不复作。如惊热惊风，可芥子大三两丸。惊涎积热，颊赤口干，患经五七日以上，但是惊瘠食病，小方脉不能晓者，十岁绿豆大七丸。虚中有积，吐泻诸痢不止，脏腑疼痛者，服之立效，食前。一方入白沙蜜三分，同研令匀为丸。

《普济方·婴孩惊风门·急慢惊风》

麝珠丹出金婴方　治小儿急慢惊风，眼上涎鸣，发搐来去。

硃砂二钱　轻粉一钱　地龙一条，安瓷盒内，硃砂掺在身上令遍，合一宿取出，上刮身上红用　麝香一字

上为末，一岁一字，生薄荷自然汁调下，良久取下黑黄涎。

《普济方·婴孩惊风门·急慢惊风》

硃砂膏出卫生家宅方　治急慢惊风，形候一般皆洽。

硃砂一钱　蜗牛五个　轻粉一钱

上一处为末，炼蜜为膏。每服，周岁一黑豆大，薄荷汁调下，日三服，与薤半散相间，或间惺惺散亦得，不退服羌活膏，与薤半散蜗牛连壳用，先用丸糁黄丹，将蜗牛在上，连瓦将在火上焙干。

《普济方·婴孩惊风门·急慢惊风》

银砾丹出全婴方　治小儿急慢惊风，搐搦不定，涎壅不通，并胎痫。

全蝎去毒　天浆子炒　蜂房各一分　砾砂半两　水银　黑铅锡各一两，二味结沙子　牛黄　麝香各一钱

上为末，糊为丸，如小豆大。二岁五丸，金银薄荷汤下。

《普济方·婴孩惊风门·急慢惊风》

至圣保命丹出保生集方　小儿急慢惊风，并皆治之。

全蝎五两　南星十两　蚯蚓屎十两　砾砂一两　轻粉二钱　岸螺蛳二百个

上为末，糕糊为丸，如鸡头子大。每服一丸，用薄荷汤化下。

《普济方·婴孩惊风门·急慢惊风》

葱汤丸　治小儿急慢惊风。

滑石一钱　轻粉一钱　全蝎半钱　白附子一钱半，半生半熟　巴豆七粒，去油　南星一钱半，半生半熟

上为末，蒸饼丸，如麻子大。每丸对岁数，一岁以下七丸，未出月一丸。气积惊积，金银薄荷汤下。

《普济方·婴孩惊风门·急慢惊风》

雄黄丸一名五痫丸　治小儿五种痫，牛痫即牛声，马痫即马嘶，狗痫即狗吠，羊痫即羊鸣，鸡痫则鸡鸣。五痫病者，脏腑相引，邪气盈起，寒厥不识人，手颤口吐沫，须臾如苏，复作，神效。

雄黄研　水银各二两　铝熬成汁，与水银结作沙子，三两　真珠末细研，一两　丹砂研，半两

上为细末，炼蜜和丸，如绿豆大。每服五丸，金银薄荷汤下，日再服。钱氏名五色丸。一方有金银箔，用猪心血为丸。

《普济方·婴孩一切痫门·一切痫》

五星丸　治暗风痫疾，取涎积，倒地不知人事，此方神效，取下病积。

白丁香　赤小豆各三十粒　乳香一分　轻粉半钱重　巴豆一十四个，去油用

上末滴水为丸，分作十一丸，每服一丸，水半盏磨化下，临发时服，取下积涎。如青黑色是应，如十年内，此一服便瘥，更无再作。以上者，半月日再一服，永除，次服砝砂镇心药。

《普济方·婴孩一切痫门·一切痫》

返魂丹和济方　治小儿诸风癫痫，潮热发瘛疭，口眼相引，项背强直，牙关紧急，目睛上视，及诸病久虚，变生虚风，多睡昏困，荏苒不解，速宜服之。

当归酒浸，切焙，微炒　乌犀各二两　干姜炒　枳壳去根，麸炒　白术酒浸一宿，微炒　人参去芦　木香不见火　茯苓去皮　丁香不见火　厚朴去皮，姜汁炙熟　藁本去土　天竺黄研细　桑螵蛸微炒　败龟酒醋涂，炙黄　蔓荆子去白　何首乌泔浸一宿，煮过，焙　白芷　虎骨酒浸，炙令黄　晚蚕蛾微炒　缩砂仁各三分　麻黄去根节　羌活去芦　羚羊角炒，各一两　半夏汤洗去次，姜汁浸三宿，焙干炒黄　川乌头炮制　白花蛇酒浸一宿，炙令熟，去皮骨用肉　防风去芦　白僵蚕去丝咀，微炒　槟榔　白附子微炒　天南星汤洗，生姜自然汁煮软，切焙炒黄　藿香叶去土　阿胶醉炒　草薢微炙　肉桂去粗皮　细辛去甶　陈皮去穰，微炒　槐胶　乌蛇酒浸一宿，炙熟取肉用　沉香不见火　干蝎微炙　独活去苗　天麻酒浸切焙，各一两　砝砂细研，水飞　石斛去根　雄黄细研，水飞　肉豆蔻去壳，微炒　牛黄别研　龙脑别研　水银　附子水浸后，炮去皮脐　蝉壳去土，微炒　川芎各半两　乌鸦一个，去嘴翅足　腻粉别研，一分　狐肝三具，腊月采取，同乌鸦一个入新瓮内，以瓦盆盖头，泥固济炙火一斤，烧令通赤，烟尽为，候冷，研细用　硫黄研细，用瓷盏盛，慢火养成汗，入水银急炒，如膏泥成沙再研，半两　金箔二十片，为衣

上如法修制，捣研令细，炼白蜜各和，入酥再捣三五千下，丸如梧

桐子大。每一岁儿一丸，温薄荷自然汁化下，不计时候。

《普济方·婴孩一切痫门·一切痫》

地龙散　治诸痫，发歇无时。
干地龙半两，焙　虎睛一对，炙　人参一分　金银箔二十片　天竺黄　硃砂　代赭石煅，醋淬　铁粉各一分　雄黄一分半　轻粉半钱，一用铅霜
上为末，每服半钱，紫苏汤调，或温水调下。

《普济方·婴孩一切痫门·一切痫》

银硃丹　治诸痫昏困涎盛。
干蝎一分　天浆子一分，炒　露蜂房一分，炒
以上三味为细末，次用。
硃砂半两，水飞　水银一分，用黑铅一分，同研粉　牛黄一钱，研　麝香一钱
上都一处拌匀，研细，用白面糊和，如黍米大。每服五粒，煎金钱薄荷汤下，乳后。

《普济方·婴孩一切痫门·一切痫》

玉痫丹　治诸痫疾，潮搐，正发未分。
黑锡一两　蝎梢　半夏汤洗十次　天南星炮制　防风　木香　人参去芦头　白僵蚕炒黄，各半两
上为细末，次用水银半两，同石脑油半盏，研极细，入麝香一钱，龙脑半钱，同研细，与诸药拌匀，枣肉如黍米大。每服七粒至十粒，煎荆芥薄荷汤下，不拘时服。

《普济方·婴孩一切痫门·一切痫》

法炼灵乌散　治小儿胎风诸痫，目睛邪视，涎潮壅噎，吐咽不下，口眼牵引，身体强直。
乌鸦一双，腊月者良，留毛去肠肚　硃砂　铁粉　蛇黄烧红淬三次，各半两　黑铅半两，熔成汁，入水银半两，在内候沙倾出，待冷用　黄丹二钱半
以上除乌鸦外，并研细，入在乌鸦腹内，用线缝合，入瓷罐内，以

盐泥固济，日中晒干，用炭火三斤，煅烟出为度，次入后药。

天南星_{生姜汁浸三宿焙干} 防风_{去芦头} 羌活_{去芦头} 川芎_{四味，各一两} 荆芥穗 全蝎_{去毒，微炒} 白僵蚕_{炒去丝，各半两}

上捣为细末，与前药同研匀。每服半钱，麝香汤调下，不拘时候。

《普济方·婴孩一切痫门·一切痫》

治小儿痫……

又方：

右用水银小豆许，安一瓷盏中，沉汤煮之，一食久，服时勿大仰儿头，恐入脑，亦可以压一切热矣。近世多不煮，只以纸裹过服。

《普济方·婴孩一切痫门·一切痫》

乌犀丸　治小儿惊风痫病，及诸风手足搐搦不定。

天南星_{炮裂} 白附子_{炮制} 干蝎_{微炒} 乌犀角屑 天麻_{各一分} 白花蛇_{半两，酒浸去皮骨，焙干秤用}

以上六味为细末，以无灰酒一小盏，同入银器内煎令稠，则入后七味，同和为丸。

牛黄 麝香 腻粉 龙脑_{各一分} 硃砂_{半两} 水银_{以枣少许研星尽一分} 虎睛_{一对，酒浸，微炙为末}

上都研令匀，入前膏子为丸，如麻子大。每服三丸，用竹沥下，不拘时候，量儿大小加减。

《普济方·婴孩一切痫门·风痫》

牛黄丸　治小儿风痫，发即迷闷，手足搐掣，口内多涎，良久不醒。

牛黄 干蝎_生 麝香_{细研} 半夏_{汤洗七次，去滑} 蝉壳_{各二钱半} 天南星_生 白僵蚕_生 白附子_生 天麻_{各半两} 水银_{一两}

上生用捣罗为末，以水银一两，煮枣三七枚，去皮核，与水银同研令星尽，入煎药末和丸，如绿豆大。如隔日者，每服煎黄牛乳汁下三丸，日三服。如惊风即将荆芥汤下两丸。

《普济方·婴孩一切痫门·风痫》

水银丸　治小儿心脏，久痰风热发痫，或遍身壮热，多饶痰涎，睡即惊悸，手足抽掣。

水银　黑铅半两，同水银飞过銚子，慢火结沙子，细研　干蝎二十一枚全头尾者，微炒　半夏汤洗七次，去滑　白附子炮制　天麻　郁金　麝香各一分，细研

上为末，都研令匀，用糯米饭和丸，如麻子大。每服薄荷汤下三丸，量儿大小加减。

《普济方·婴孩一切痫门·风痫》

大水银硃丹　治小儿惊风壮热，涎多发痫，手足搐搦，目睛上视，及风温痰实，心膈满闷，呕吐痰涎。

黑铅炼十次，秤三两与水银结沙子，分为小块，甘草十两，水煮半日，候冷取，甘草细研　水银　铁粉各三两　硃砂水飞，半两　天南星炮为末，三分　腻粉研，一两

上同研细，以面糊为丸，如麻子大。每一岁儿服一丸，用薄荷蜜汤下，以利为度，末利再服，乳食后。

《普济方·婴孩一切痫门·风痫》

透罗丸　治小儿风痫，多热瘈疭，强直反张。

粉霜研　干蝎全者炒，各一分　天南星半分，生用　水银用炼净者，结黑锡一分为沙子　腻粉一钱　龙齿研　麝香各半钱，研

上先将天南星、干蝎细罗了，同研药入乳钵细研，入石脑油和丸，如梧桐子大。每服二丸，温薄荷水化下。大段即加二丸，小儿一岁以下，每服一丸，临时相度，虚实与吃。

《普济方·婴孩一切痫门·风痫》

黑金丹　治小儿风痫，手脚抽掣，翻眼吐沫，久患不瘥者。

黑铅　水银　天南星炮制，捣罗为末，各半两

上先熔铅为汁，次下水银结为沙子，细研，与天南星末和匀，以糯米饭和丸，如绿豆大。一岁儿乳汁研一丸服之，儿稍大，以意加之。

《普济方·婴孩一切痫门·风痫》

水银丸　治风痫。

水银　雄黄　蛇黄各一分　轻粉　牛犀末各二钱

上细研水银，入枣肉丸，如梧桐子大，蜜水化二丸。

《普济方·婴孩一切痫门·风痫》

水银丸　治小儿风痫化涎。

水银一两　生黑豆末二钱

上以枣瓤同研令黑星尽，丸如绿豆大。一岁儿每服一丸，乳汁下，良久吐出粘涎神效，稍大加丸数服。

《普济方·婴孩一切痫门·风痫》

褊银丸　治小儿惊痫涎盛，搐搦不定。

天南星炮，半钱　青黛研，一钱　蝎梢炒，四十枚　粉霜研　水银　滑石各半钱　半夏七枚，用生姜汁一升，煮　龙脑研　麝香研，半字　腻粉，半钱

上研为末，用水浸炊饼和丸，如梧桐子大，捏作饼子。每服一饼至二饼，量儿大小加减，薄荷汤下。

《普济方·婴孩一切痫门·惊痫》

夺命散　治惊风痫病，眼目翻视，牙关噤急，口内无气，唇赤，并皆治之。

蜈蚣　轻粉　硃砂　麝香　白附子　牛黄以上各一分　蟾酥半钱　水银用枣肉少许，不见星秤，一钱　天南星一个，去心　真珠末一字　巴豆霜三个，去油

上为末，枣肉为丸。每服三丸，薄荷汤下。口噤不开，研灌入鼻中。心烦壮热，荆芥汤下。加减。

《普济方·婴孩一切痫门·惊痫》

镇惊丸　治一切惊痫。

紫石英烧，醋淬研　铁粉　茯神　远志肉姜汁制，焙　人参　琥珀　滑石　南星炮　蛇黄煅，醋淬各一分　龙齿　熊胆半分　轻粉

上为细末，炼蜜丸，硃砂为衣，如桐子大。每服一丸，金银汤调下，或用猪乳调，收入口中。

《普济方·婴孩一切痫门·惊痫》

丹砂饼子方　治小儿食痫及疳黄。

丹砂研，一两半　黄鹰调拣净　白丁香各一分　棘刚子二十五枚，微炒　粉霜研，一钱半　腻粉一钱　乳香研末　犀角屑　天南星末　麝香研，各半钱　蝎梢末　滑石末　芦荟末，各一钱　金箔一片　银箔一片　水银沙子研，一钱半

上为末，拌匀，稀面糊为丸，如黄米大，捏作饼子，丹砂为衣。每服三饼，薄荷汤送下，更量儿大小加减。

《普济方·婴孩一切痫门·食痫》

镇心丸　治小儿惊痫。

金银箔各细研，五十片　防葵半两　水银以小枣瓤研，令星尽　铁粉细研　真珠末　紫石英细研，水飞过　雄黄细研　人参去芦头　白芍药各半两　牛黄细研　远志去心　白蔹各一分　汉防己　川大黄锉碎，微炒　茯苓各三分

上为末，入研了药，都研令匀，炼蜜和丸，如绿豆大。每服以薄荷汤研下三丸，日三服。看儿大小加减。

《普济方·婴孩一切痫门·惊痫》

代赭丸　治小儿食痫，四肢抽掣，壮热惊悸，乳食不消，痰涎壅滞，发歇不定。

代赭　硃砂各细研　马牙硝　川大黄锉碎，微炙　水银以小枣瓤研，令黑星尽，各一两二钱　金银箔各三十片，细研　蟾酥一钱，研入　巴豆七枚，去皮心研，纸裹去油　腻粉　麝香各半分，细研　龙脑细研，半钱　蝎梢四十九枚，微炒　天浆子二十七枚，内有物者，炒

上为末，炼蜜和丸，如黍米大。每服以薄荷汤下二丸，日三服。量儿大小加减。

《普济方·婴孩一切痫门·食痫》

归魂散　治小儿惊痫怵,手足瘛疭,头项强直,状似角弓。

蝎梢一钱,半炒　蜈蚣赤足者半条,炙　水银粉　脑麝各一字　花蛇肉酒浸炙黄色秤,一钱　川乌头炙七个生　天南星切碎,用生姜汁浸一日为末,秤半钱

上为末,每服婴孩半字,二三岁以上一字,四五岁半钱,金银薄荷汤调下。量儿虚实加减。

《普济方·婴孩一切痫门·惊痫》

镇心丸　治小儿惊痫百病,镇心气。

银屑十二铢　水银二十铢　牛黄六铢　大黄六分　茯苓三分　茯神　人参　远志　防己　白蔹　雄黄　芍药各二分　紫石英　真珠　防葵　铁精各四分

上先以水银和银屑如泥,别治诸药,和丸。三岁儿如麻子大二丸,随儿大小加减。(一方无牛黄)

《普济方·婴孩一切痫门·惊痫》

乌蛇牛黄散　治小儿惊痫风痫,手足瘛疭,口眼相引。

乌蛇项下七寸,酒浸一宿,去皮骨炙,秤一钱　青黛研,二钱　蝎梢十枚,炒　牛黄炒,半钱　麝香研,一字　蓬研　龙脑研　水银沙子各半钱　金箔　银箔并研,各十片　蛇黄醋淬三次　天南星用生姜一同捣作饼子,焙干　墨烧　半夏用生姜同捣作饼子,焙干　乌蛇尾酒浸一宿去皮骨炙秤各一钱

上研为散,每服半钱,量儿大小加减,金银薄荷汤服。

《普济方·婴孩一切痫门·惊痫》

妙圣丹　治食痫通利。

代赭石煅,醋淬一分　雄黄　蝎梢　硃砂各一钱　轻粉　麝香各一钱　巴豆二个,去心膜　杏仁去皮尖,微炒,二钱

上为末,蒸枣肉丸,如桐子大。每服一丸,木香煎汤调下。

《普济方·婴孩一切痫门·食痫》

胡粉丹出医方妙选　治小儿蛲虫发动,甚者成痔瘘瘑疥。

青州大枣五十两，蒸熟取肉　水银半两　胡粉一两　雄黄半两，水磨飞研

上拌匀，与水银一处拌匀，用枣肉和如黍米大。每服一粒，苦楝根煎汤下，量儿大小加减。

《普济方·婴孩诸疳诸虫·蛕虫》

大枣膏出圣惠方　治小儿蛕虫蚀下部中痒。

蒸大枣一枚，取肉　水银半两

上药都研，令水银星尽，捻为挺子，长一寸，以绵裹，宿内下部中，明旦虫出为效。

《普济方·婴孩诸疳诸虫·蛕虫》

除根散出经验良方治寸白虫。

川楝子去皮　槟榔各一钱　轻粉一字　芜荑一钱　黄丹二钱

上为末，作一服，取石榴根煎酒调下，以五更初服，先用熟猪肉嚼取汁吃，却服前药。如同吃，则令人呕吐。

《普济方·婴孩诸疳诸虫·寸白虫》

交泰丸出卫生家宝方　治小儿因惊，饮食失节，致阴阳不和，脏腑生病，中满气急，噎塞不通，饮食下咽，即成呕吐，服之立效，验。

水银　生硫黄各等分

上同研，不见水银为度，蒸肉为丸如粟米大。每服，一岁儿七丸，温米汤饮下。

《普济方·婴孩杂病门·杂病》

鸡青膏　治小儿涎鸣喘急，服药不退者，气实而可用。

用无雄鸡子一个，取清，入轻粉炒十钱，拌和，银器盛，汤瓶上顿热，下之，用珍珠丸等。

《普济方·婴孩咳嗽喘门·喘》

无价散　治风热喘促，闷乱不安，俗谓之马脾风者。

辰砂二钱半　轻粉半钱　甘遂一钱半，麸炒裹煮，焙干

上为细末，每服一字，用温浆水少许，上滴小油一点，抄药在上，沉下去脚，灌之立效。

《普济方·婴孩咳嗽喘门·喘》

香糖丸　治小儿吃泥害肚，进退不定，并治疳泻。

上以轻粉一钱，糖沙溲和为丸，如鸡头肉大。三岁一丸，米汤化下，食久泻下泥土后，以益黄散。上以陈皮地榆煎汤化下，治疳泻痢。

《普济方·婴孩诸疳门·疳泻》

下虫丸　治蛔疳，因食肉太早，或肠胃停蓄肥腻为蛔，其证多啼，呕吐，清沫，腹痛胀满，唇口紫黑，肠头及齿痒。

新白苦楝皮酒浸焙　绿色贯众　木香　桃仁浸去皮，焙　芜荑各三钱　鸡心槟榔三钱　鹤虱一钱　轻粉　干虾蟆一钱　史君子略煨取肉，五十枚

上为末，飞罗面糊丸，麻子大。每服二十丸，天明用肉汁下，内加当归、川黄连各二钱半。可治脊疳兼疳劳，可择用。

《普济方·婴孩诸疳门·蛔疳》

芦荟丸　治小儿惊疳。

芦荟研　黄连去须　史君子去壳　鹤风　藿香叶　细辛去苗叶　蓬莪茂煨　蝎梢炒　青橘皮汤浸，去炒　陈橘皮汤浸，去白　蟾酥十二味，同为末，分半入猪胆煮熟，留末一半，各半两　龙脑　丹砂　牛黄　麝香四味同研，一分　肉豆蔻去壳，煨　水银一分

上先将前十一味为末，平入猪胆内，入巴豆仁两枚，以粟饮煮热去巴豆不用，次入前一半末，并龙脑等六味，同研丸，如黍米大。每服十丸至十五丸，更量儿大小加减，空心米饮下。

《普济方·婴孩诸疳门·惊疳》

诃子散　治小儿脾疳。

丁香　白丁香　舶上硫黄　蜜陀僧　诃子一对　石燕子一对　轻粉

少许

上为细末。如病大者，七岁以下每服半钱，七岁以上，每服一钱，温水调下。

《普济方·婴孩诸疳门·食疳》

青金丹　治小儿诸病。

青黛罗过,满桃共二钱　滑石末　天南星　丁香罗过,各二钱　水银二钱,先以锡二钱于铫子内煮熔,便于水银拌和,泻出放冷用　轻粉二钱　川巴豆去皮心膜,七十二片,无铁损者,井花水浸一宿,悬当风处吹干烂研

上同拌和，用软饭为丸，如梧桐子大，巴豆不去油，依形证用汤使。伤寒后取积，淡煎葱汤吞下。取疳虫，用牛肉汁下。惊风肚中紧硬，面青黑，金银薄荷葱汤吞下。因伤食肚中及腹皮上微热，肚胀，夜间作热，似疳又不是疳，面青黄色，眼微黄，此腹中有积，用皂角子二七粒煨过，用水一盏，煎至半盏下。有积作泻，鱼鲊汤下。气积，炒茴香汤下。周岁十四丸，三岁十八丸，七岁二十四丸，看大小加减。仍须四更初下此药，天明通下积尽。可依形证候，下药补之。临吃此药，恐先吐少涎亦不妨。

《普济方·婴孩杂病门·杂病》

治小儿下部疳䘌，虫蚀大肠赤疮烂。

上用水银一两，以酱水煮之，取少许，以唾研，安着竹筒，吹入下部中，三度差。

《普济方·婴孩诸疳门·疳䘌》

金箔丸　治小儿惊风，奶食不化，或外受风伤冷毒泻血，一切诸疾，悉皆治之。

金箔四十九箔　硃砂水飞　水银　牛黄　青黛各研　白僵蚕微炒　蝉壳洗去泥土　麻黄去节　白附子　天麻酒浸,炙　麝香别研　犀角镑末　干蝎　天南星炮,各一分　腻粉一钱,研

上修身毕，入乳钵内，研令匀细，用生蜜和为锭子，以油单子裹。

每服二丸梧桐子大，薄荷汁化下。伤寒用生姜薄荷汤化下。小儿诸疾无不效。

《普济方·婴孩癖积胀满门·宿食不消》

天麻丸 出危氏方　治因断脐后，为水湿风冷所乘，入于脐，流于心脾，遂令肚胀脐肿，身体重着，四肢强直，日夜多啼，不能吮乳，甚则发为风搐。此药利惊下痰，凡钓肠锁肚，撮口皆可用。

南星炮，二钱　白附子炮　牙硝　天麻　五灵脂　全蝎焙，各一钱　轻粉半钱　巴霜一字

上为末，稀糊丸，麻子大。每服一丸，薄荷姜煎泡汤送下。若脐边青黑，及爪甲黑者不治。

《普济方·婴孩初生门·脐风撮口》

仁齐直指方论云：小儿急惊风，古人以其内外热炽，风气暴烈，而无所泄，故用脑麝麻黄以通其关窍，银粉巴硝以下其痰热，盖不得已而用之，其实为风热盛实者设也。世俗无见，不权轻重，每见发热发搐辄用脑麝蟾酥铅霜水银轻粉巴豆芒硝等剂，视之以为常，惟其不当用而轻用，或当用而过用之，是以急惊转为慢惊，吐泻胃虚，荏苒时日，惊风之所为难疗者，正因此也，万一发热惊搐，本为伤风伤寒伤食疮痘而作，误药至此，其为害岂浅鲜哉。以理观之，能用细辛羌活青皮干姜荆芥之类，以为发散，胜如脑麝；能用独活柴胡山栀枳壳大黄之类，以为通利，胜如银粉膏硝，设或当用酌量，可用而不可无之，亦须酌量，勿可过剂。幼幼书谓泻青丸导赤散乃医用之上药，蜈蚣有毒惟风气暴烈者可以当之，然其风气暴烈，非蜈蚣能截能擒，亦不自止，但用之贵乎药病相当，弗容固执，或半字，或一字，或桐子半丸，或桐子一丸，尤在酌量而作剂也，设或过焉，当以蚯蚓桑皮为解，解巴豆毒以龙脑薄荷汁调沙糖服，或芭蕉根汁服。

《普济方·婴孩门·论脑麝银粉巴硝等不可轻用》

镇心丸　治小儿惊痫百病，镇心气方。

银屑十二铢　水银二十铢　牛黄六铢　大黄六分　茯苓三分　茯神　远志　防己　白蔹　雄黄　人参　芍药各二分　防葵　铁精　紫石英　真朱各四分

上十六味，先以水银和银屑如泥，别治诸药和丸。三岁儿如麻子二丸，随儿大小增之。一方无牛黄一味。

《千金要方》卷五上第三

挝脾散　治小儿脾癖。

石燕一对,醋蘸七次　白丁香一两　定粉三钱　人参二钱　诃子一对　丁香半钱　轻粉五钱　陀僧二两　舶上硫黄五钱

上为极细末，每服一钱，量小儿大小加减，大者二日一服，小者三日一服，早晨米汤调服。食乳汁小儿，即用乳汁面汤亦可，三岁服一字，五岁服一钱。

《普济方·婴孩癖积胀满门·诸癖结胀满》

白饼子一名玉饼子钱氏　治小儿腹中有癖，但饮乳者，及嗽而吐痰涎、乳食。

轻粉　半夏汤洗七次,去涎　天南星各一钱,为末　巴豆二十四个,去皮膜,水一升煮水尽为度　滑石一钱

上研匀，巴豆后入，众药以糯饭为丸，小绿豆大，捏作饼子。三岁以上三五饼子，以下一二饼子，煎葱白汤下，临卧服之。

《普济方·婴孩癖积胀满门·诸癖结胀满》

羌活膏出钱氏方　治脾胃虚，肝气热盛生风，取转过，或吐泻后为慢惊者，亦治伤寒，用无不效。

羌活去芦头　川芎　人参切去头　白附子炮　赤茯苓去皮,各半两　天麻一两　干蝎焙去毒　白僵蚕酒浸炒黄方可用　白花蛇酒浸,肉焙干,取下各一钱　川附子焙去,皮脐　防风去芦头,切焙　肉豆蔻　麻黄去节,各二钱　鸡舌香即母丁香　藿香叶　沉香　木香各二钱　轻粉一字　真朱末　牛黄各钱半　龙脑半字　麝香一钱半　雄黄一钱　辰砂一钱以上,七味各别研入

上为细末，熟蜜和剂，旋丸黄豆大。每服一二丸，食前薄荷汤或麦门冬汤化下。实热急惊勿服，性温故也。服不拘时。

《普济方·婴孩惊风门·慢惊风》

天霜散　治小儿急中卒风，并急惊口噤，搐搦涎盛，昏塞不语。

辰砂　粉霜　轻粉　南星炮,各半两　蝎尾　白附子　藿香叶各一钱

上为末，一岁抄半字，薄荷汤调下，茶清亦可，未吐再服，以吐为效。

《普济方·婴孩惊风门·急惊风》

必胜散　治小儿急惊风。

天南星炮　轻粉研　甘遂　全蝎炒,各一分　巴豆去皮心膜,出油,七粒　丹砂研,一钱　麝香研,半钱

上为细散，每服一字，要吐泻，酒调下，取涎，薄荷汤调下，未周岁儿减之。

《普济方·婴孩惊风门·急惊风》

揭风汤　治小儿婴孩急惊风，四证八候俱作者，宜服。

全蝎面炒去毒,一分　天麻一分　天南星一两,为末水调作剂,包裹蝎煨令赤色,蝎不用炒亦得　硃砂一钱,另研　轻粉半钱重　脑子　麝香各少许

上为末，每服半钱，煎金钱薄荷汤调下，以通为度。

《普济方·婴孩惊风门·急惊风》

芦荟丸　治小儿风痱，肌体多热，烦渴心燥，夜不得眠卧。

芦荟细研　天麻　胡黄连以上各半两　麝香细研　铁粉细研　水银　干蝎　熊胆　硃砂细研,以上各一分

上为末，以枣肉研水银星尽，都和丸如绿豆大。每服以温水下三丸，量儿大小，以意加减。（一方加雄黄）

《普济方·婴孩诸痱门·风痱》

水银丸　治小儿五疳，四肢黄瘦，腹胀气粗，发干作穗，眼鼻多痒，精神昏闷，不欲饮食，宜出虫，仍宜粥饮下丸，日三服，甚者半月内差。

水银三分　硫黄半两，二味俱微炒之，细研　砒霜半两　芦荟半两，细研　硃砂半两，细研用水飞过　蝉壳一分，微炒　天灵盖一分，涂酥炙焦黄　鼓皮中蛀灰一分　白猪粪灰一分　蝉灰一分　蛤蚧一枚，涂酥炙令微黄　乌驴蹄灰一分　雄黄一分，细研

上为末，入研了药令匀，以苦参半斤锉碎，用水五升，浸一宿，煮至一升，去苦参，候熬成膏，用诸药丸如绿豆大；后入去却汁獖猪胆内盛，悬于舍东阴七日，候干以麝香蜜水下，三天后便煎桃柳汤浴儿了，以青衣盖遍身虫出，或泄恶气，并泻恶物，便是病源已出。小儿每三岁，加一丸服之。

《普济方·婴孩诸疳门·五疳出虫》

桃枝丸出钱氏方　疏取积热及结胸。又名桃符丸。
巴豆霜　川大黄末各一钱　轻粉　硇砂各半分

上为细末，面糊为丸，粟米大，煎桃枝汤，一岁儿五七丸，五七岁二三十丸。桃符汤亦可临卧服。

《普济方·婴孩诸热疱肿门·诸热》

鲊汤丸　治小儿泻痢五色脓血，如烂鱼肠，并无大便，只是脓血，肠中搅痛。
粉霜　轻粉　硃砂　硇砂各一钱　白丁香四钱　乳香半钱　巴豆七粒，去皮心不去油

上为末，蒸枣肉丸小豆大。三岁二丸，煎鲊汤吞下，候积下，与调胃气，并食前服。

《普济方·婴孩下痢门·脓血痢》

癍疮入目，苦实把豆儿即马钱子半个，轻粉，水花银朱各五分，片脑，麝香，枯矾少许，为末。左目吹右耳，右目吹左耳，日二次。（田

日华《飞鸿集》）

《本草纲目·草部·蔓草类·番木鳖》

取寸白虫，锡灰一两　木鳖　芦荟二十文　黄丹十文　轻粉十文

上为末，猪膏油丸，如梧子大。先斋一日，晚莫吃饭，次早五更温水调下，分作二服。

《医学纲目》卷之十六心痛

治恶疮，或有小虫。

胆矾一钱　龙骨二钱半　轻粉一钱　虎骨　白矾各二钱半　麝香五分　乳香一钱　硇砂二钱　脑子一字　土蜂房二钱　露蜂房二钱半　雄黄二钱

上细末，刺破，盐水洗，看紧慢上药，神效。

《医学纲目》卷之二十痤疹

硇砂、水银去肉积。

《证治要诀·积聚》

涎唾类方

治产乳运绝……
又方：取酸醋和产血如枣许大服之。
《千金要方》卷二第五

治难产……
又方：令夫唾妇口中二七过，立出
《千金要方》卷二第五

治小儿卒中忤……
又方：取牛口沫傅乳头，饮之。
《千金要方》卷五上第四

治小儿卒中忤……
又方：取牛鼻津服之。
《千金要方》卷五上第四

治小儿霍乱……
又方：牛涎灌口中一合。
《千金要方》卷五下第七

治小儿口中涎出……
又方：以东行牛口中沫，涂口中及头上。
《千金要方》卷五下第九

治小儿身赤肿起者

方：熬米粉令黑以唾和傅之。

          《千金要方》卷五下第八

治鼻中生疮……

又方：乌牛耳垢傅之。

又方：以牛鼻津傅之。

          《千金要方》卷六上第二

灭瘢痕，无问新旧必除。

方：以人精和鹰屎白傅之，日二。白蜜亦得。

          《千金要方》卷六下第九

治热病后发豌豆疮……

又方：小儿著取月水汁和水浴之。

          《千金要方》卷十第一

治热病后发豌豆疮……

又方：妇人月水帛拭之。

          《千金要方》卷十第一

治男子新病起，近房内复者方：取女人月经赤帛烧，服方寸匕。亦治阴部肿缩入腹绞痛欲死。

          《千金要方》卷十第二

治交接损卵缩筋挛方：烧妇人月经衣灰，服方寸匕。

          《千金要方》卷十一第四

治诸噎……

又方：老牛涎枣核大，水中饮之，终身不复噎。

《千金要方》卷十六第六

治霍乱医所不治方：童女月经衣合血烧末，酒服方寸匕，秘之，百方不差者用之。

《千金要方》卷二十第六

治蛇毒方。
消蜡注疮上。不差更消注之。
又方：以母猪耳中垢傅之_{肘后方云牛耳中垢亦宜用}

《千金要方》卷二十五第二

治马血入疮中……
又方：取妇人月水傅之神良。

《千金要方》卷二十五第二

治一切汤火所伤方：初著，即以女人精汁涂之，差。

《千金要方》卷二十五第四

治金疮血出不止，……以人精涂之。

《千金要方》卷二十五第四

治卒为弓弩矢所中不出，或肉中有聚血方：取女人月经布烧作灰屑，酒服之。

《千金要方》卷二十五第四

痈肿发背，肿并诸毒肿方
榆白皮　栝楼各五两　妇人月布洗取汁　胡燕窠土　坟鼠土各十两
上五味。捣和作泥封之。一日渐消。五日全差。若坏封四畔。瘥。

《千金要方》卷二十四第一

动物屎尿类方

其曰"蜀水花,用去鼻皶,又水研服之断酒。"盖鸬鹚尿也。

《通雅·动物·鸟》

……刘欣期《交州志》云:"鹔鹴,即越王家,水鸟也,大如孔雀,喙长尺余,南人以为饮器。"竺真《罗山疏》"鹔鹴粪似薰陆,山人以为香,入药,治疮。"此鸟又名象雕,言其大也,人因作鹴字。

《通雅·动物·鸟》

黄帝问曰:有病心腹满,旦食则不能暮食,此为何病?岐伯曰:名为鼓胀。帝曰:治之奈何?岐伯曰:治之以鸡矢醴,一剂知,二剂已。

《素问·腹中论篇第四十》

少阴病,下利脉微者,与白通汤;利不止,厥逆无脉,干呕烦者,白通加猪胆汁汤主之。服汤脉暴出者死,微续者生。白通加猪胆汁汤方:葱白四茎 干姜一两 附子一枚生去皮破八片 人尿五合 猪胆汁一合。已以三味,以水三升,煮取一升,去滓,内胆汁、人尿,和令相得,分温再服。若无胆亦可用。

《伤寒论·辨少阴病脉证并治第十》

天鼠屎,味辛寒,主面痈肿,皮肤洗洗,时痛,肠中血气,破寒热积聚,除惊悸,一名鼠沄,一名石肝,生山谷。

《神农本草经》卷二

救卒死而四肢不收，矢便者，马矢一升，水三斗，煮取二汁，以洗之；又取牛洞一升，温酒灌口中。洞者，稀粪也。
《肘后备急方》卷一第一

葛氏疗痈发数十处方：
取牛矢烧捣末。以鸡子白和涂之。干复易神效。
《肘后备急方》卷五第三十六

治妊娠毒肿，……
又方：烧𤝎牛屎，酢和，傅之，干则易。亦可服方寸匕，日三。
《备急千金要方》卷二第四

治妊娠腰痛，……
又方：烧牛屎焦末，水服方寸匕，日三服。
《千金要方》卷二第五

治胎死腹中……
又方：取夫屎二升，煮令服饮之。
《千金要方》卷二第六

治子死腹中不出方。
以牛屎涂母腹上立出。
《千金要方》卷二第六

治妊娠胎堕，下血不止，……
又方：桑蝎虫矢烧灰，酒服方寸匕。
《千金要方》卷二第七

鸡粪酒主产后中风及百病。并男子中一切风。神效方。

鸡粪一升熬令黄　　乌豆一升熬令声绝勿焦

上二味。以清酒三升半。先淋鸡粪。次淋豆取汁。一服一升。

《千金要方》卷三第三

治崩中漏下赤白不止，气虚竭……

又方：桑木中蝎屎烧灰，酒服方寸匕。

按：此文'蝎'字当是'蝎'字之讹。

《千金要方》卷四第三

乌通汤治漏下血。积月不止方。

赤马通汁一升取新马屎绞取汁干者水浸绞取汁　　生艾叶　　阿胶各三两　　当归　　干姜各二两　　好墨半圆

上六味㕮咀。以水八升酒二升。去滓。内马通汁及胶微火煎。取二升。分再服。相去如人行十里久。

《千金要方》卷四第三

治小儿夜啼不已，医所不治者方：取狼屎中骨，烧作灰末，水服如黍米粒大二枚，即定。

《千金要方》卷五上第四

治小儿惊啼方：取鸡屎白熬末，以乳服之，佳。

《千金要方》卷五上第四

治小儿时气方。

桃叶三两捣。以水五升。煮十沸。取汁。日五六遍淋之。

若复发烧雄鼠屎二枚。烧水调服之。

《千金要方》卷五上第四

治少小卒中客忤。不知人者方。

取热马屎一丸。绞取汁饮儿。下。便愈。亦治中客忤而咽啼。面青腹强者。

　　　　　　　　　　　《千金要方》卷五上第四

治少小客忤。二物黄土涂头方。

龟中黄土蚯蚓屎等分捣。合水和如鸡子黄大。涂儿头上及五心。良。一方云鸡子清和如泥。

　　　　　　　　　　　《千金要方》卷五上第四

治少小中忤。一物马通浴汤方。

马通三升。烧令烟绝。以酒一斗煮三沸。去滓。浴儿即愈

　　　　　　　　　　　《千金要方》卷五上第四

治小儿中人忤。咽啼面青腹强者。一物猪通浴方。

猳猪通二升。以热汤灌之。适寒温。浴儿。

　　　　　　　　　　　《千金要方》卷五上第四

治小儿霍乱方：研屎滓，乳上服之。

　　　　　　　　　　　《千金要方》卷五下第七

治少小吐痢……

又方：烧特猪屎，水解取汁，少少服之。

　　　　　　　　　　　《千金要方》卷五下第七

治少小吐痢……

又方：热牛尿含之。一作牛膝。

　　　　　　　　　　　《千金要方》卷五下第七

治少小胁下有气内痛。喘逆气息难。往来寒热羸瘦不食。马通粟丸方。

马通中粟十八铢　杏人　紫苑　细辛各半两　石膏　秦艽　半夏　茯

苓 五味子各六铢

           《千金要方》卷五下第七

治小儿秃头疮方。
取雄鸡屎陈酱汁苦酒和。以洗疮了傅之。

           《千金要方》卷五下第八

治小儿手足及身肿方。
以小便温暖渍之良。

           《千金要方》卷五下第八

治小儿身上生赤疵方：取马尿洗之，日四五度。

           《千金要方》卷五下第八

治小儿湿癣……
又方：煎马尿洗之。

           《千金要方》卷五下第八

治小儿黄烂疮……
又方：烧牛屎傅之。亦灭瘢。

           《千金要方》卷五下第八

治小儿身上有赤黑疵……
又方：取狗热屎傅之，皮自卷落。

           《千金要方》卷五下第八

治小儿湿癣……
又方：烧狗屎灰，和猪脂涂之。

           《千金要方》卷五下第八

治月蚀九窍皆有疮者方：烧蚯蚓屎末，和猪膏傅之。

《千金要方》卷五下第八

治小儿食不知饥饱方：鼠屎二七枚，烧为末服之。

《千金要方》卷五下第九

治小儿齿落久不生，……
又方：取雄鼠屎三七枚，以一屎试一齿根处，尽此止，二十一日即生，雄鼠屎头尖。

《千金要方》卷五下第九

治小儿不能乳方：雀屎四枚末之，著乳头饮儿，几大十枚。

《千金要方》卷五下第九

治小儿齿落，久不生方：以牛屎中大豆二七枚，小开豆头以注齿根处，数度即生。

《千金要方》卷五下第九

治小儿耳疮……
又方：烧鸡屎白筒中吹之。

《千金要方》卷五下第九

治小儿阴肿……
又方：猪屎五升，水煮沸，布裹安肿上。

《千金要方》卷五下第九

治口噤，赤者心噤，白者肺噤方：鸡屎白枣大，绵裹，以水一合煮二沸，分再服。

《千金要方》卷五下第九

治小儿鹅口不能饮乳方：鹅屎汁沥儿口中。

《千金要方》卷五下第九

雀屎丸，主小儿卒中风，口噤不下一物方：雀屎如麻子丸之，饮下即愈，大良。鸡屎白亦佳。

《千金要方》卷五下第九

治小儿口中涎出方：以白羊屎内口中。

《千金要方》卷五下第九

治目热生肤亦白膜方。

取雄雀屎细直者。人乳和。熟研以傅之。当渐消烂。

《千金要方》卷六上第一

治鼻衄……

又方：新马屎汁灌鼻中，及饮之。

《千金要方》卷六上第二

治唇生核方：猪屎平量一升以水投，绞取汁，温服之。

《千金要方》卷六上第五

治唇舌忽生疮方：烧鸡屎白末，以布裹，著病上，含之。

《千金要方》卷六上第五

治头面风，口齿疼痛不可忍……

又方：鸡屎白烧灰，以绵裹置齿痛上，咬咋之。

《千金要方》卷六下第六

治齿间出血……

又方：温童子小便半升，取三合，含之，其血即止。

《千金要方》卷六下第六

治齿痛……

又方：蚯蚓粪，水和，作稠泥团，以火烧之，令极赤如粉，以腊月猪膏和，傅齿渐上，日三两度，永差。

《千金要方》卷六下第六

治齿痛……

又方：含白马尿，随左右含之，不过三五口。

《千金要方》卷六下第六

治头面风，口齿疼痛不可忍，……

又方：含驴尿须臾止。

《千金要方》卷六下第六

治头面风，口齿疼痛不可忍，……

又方：鸡屎白以醋渍煮，稍稍含之。

《千金要方》卷六下第六

若肿已入胜至小腹胀小便涩少者方。

取乌特牛尿一升。一服。日二。取消乃止。千金翼云羸瘦人二分尿一分牛乳合煮乳浮结乃服之

《说文·牛部》："特，朴特牛父也，从牛，寺声。"（徒得切）

《千金要方》卷七第二

治大风半身不遂方。

蚕沙两石熟蒸。作直袋三枚各受七斗。热盛一袋著患处。如冷取余袋一依前法。数数换。百不禁差止。须羊肚酿粳米葱白姜椒豉等混煮。

熟嚼。日食一枚。拾日止。千金不传。

            《千金要方》卷八第四

治瘴气方。

 蒜五子并皮碎之 豉心一升

上二味以三岁男儿尿二升。煮五六沸。去滓服之良。

            《千金要方》卷九第二

治温令不相染方：桃树蠹屎，末之，水服方寸匕。

            《千金要方》卷九第二

  治患雾气者。内烦闷少气。头痛项急。起则眼眩欲倒身微热战掉不安。时复憎寒心中欲吐。吐时无物方。

  新猪屎二升半。内好酒一升。搅令散。以生布绞取汁。更以绵滤。顿服之取尽。即地铺暖卧覆盖。铺前著火。当汗出。若得汗当细细去上衣。勿使心寒。寒即不差。看汗自干乃起。慎风冷。亦治疟及风劳虫毒。

            《千金要方》卷九第二

治瘴气方：蒜五子并皮碎之 豉心一升

上二味以三岁男儿尿二升，煮五六沸，去滓服之良。

            《千金要方》卷九第二

治疫气伤寒三日已前不解者方。

 好豉一外绵裹 葱白切一外 小男儿尿三升

上三味。先熬豉葱令相得。则投小便煮取二升。分再服。徐徐服之。覆令汗神验。

            《千金要方》卷九第五

治卒得汗不止……

又方：服尿亦止。

          《千金要方》卷十第一

治热毒攻手足，赤肿焮热，疼痛欲脱，……
又方：猪膏和羊屎涂之，亦佳。

          《千金要方》卷十第一

治毒热攻手足。赤肿焮热疼痛欲脱方。
煮马屎若羊屎汁渍之。日三度。

          《千金要方》卷十第一

治食劳……
又方：烧人屎灰水服方寸匕。

          《千金要方》卷十第二

治新差早起及食多劳复方。
豉五合 鼠屎二十一枚尖头者
上二味以水二升。煮取一升。尽服之。温卧令小汗愈。
崔氏加栀子七枚尤良肘后有麻子人内一升加水一外亦可内枳实三枚葱白一虎口

          《千金要方》卷十第二

治食大饱不消。劳复脉实者方。
豉一升 鼠屎二十一枚 栀子七枚 大黄三两
上四味㕮咀。以水六升。煮取二升。分三服。微取汗。应小鸭溏者止。不溏者复作。

          《千金要方》卷十第二

治伤寒温病后劳复。或食或饮或动作方。
栀子人三枚 石膏五两 鼠屎尖头大者二十枚 香豉一升

上四味㕮咀。以水七升煮取三升。分三服。

《千金要方》卷十第二

治疟无问新久者方。

小便一升半　蜜三匕

上二味煮三沸顿服。每发日平旦时服。自至发勿食重者渐退。不过三服差。

《千金要方》卷十第六

治伏梁气方。

白马尿铜器中承取。旦旦服一升。

《千金要方》卷十一第五

治米癥常欲食米。若不得米则胃中清水出方。

鸡屎一升　白米五合

上二味合炒令米焦捣末。以水二升顿服取尽。须臾吐出。病如研米。若无米当出痰。永憎米不复食。

《千金要方》卷十一第五

治食中得病。为鳖癥在心下坚强方。

鸡屎一升炒令黄。取五合。以酒一升浸。更取半捣为末。以所浸酒服方寸匕。日二。三日中作一剂。

《千金要方》卷十一第五

治鳖癥腹坚大肿起，大如盘，睡卧不得，……又方：

白马尿一升。鸡子三枚。取白合。煎取二合。空腹顿服之。不移时当吐病出。

《千金要方》卷十一第五

治肉癥思肉不已。食讫复思者方。

空腹饮白马尿三升。吐肉出。肉不可必死。

《千金要方》卷十一第五

治发癥,由人因食而入,久则胸间如有虫上下去来,惟欲饮油,一日之中乃至三、二升,不欲饮食者……又方:

酒三升煮猪脂二升三沸。一服一升。日二。白马尿服之亦佳。无马白牛亦得。

《千金要方》卷十一第五

治食鱼肉等成癥结在腹内。并诸毒气方。

狗屎五升烧末。绵裹之。以酒一斗浸再宿。滤取清。分十服。日三服。三日使尽。随所食癥结即便出矣。

《千金要方》卷十一第五

治风邪……

又方:烧人屎灰,酒服。慎生冷酢滑猪鸡鱼蒜等。

《千金要方》卷十二第五

治忽吐血一两口。或是心衄或是内崩方。

蛴螬五枚　牛膝　牡丹　王不留行　麦门冬各二两　干地黄　萆薢　芍药各四两　续断　阿胶各三两

上十味㕮咀。以生地黄汁五升赤马通汁三升。煮取三升分三服。不差更合数剂。取差。

《千金要方》卷十二第六

治上焦热膈伤。吐血衄血或下血连日不止欲死并主之方。

艾叶一升　阿胶如手掌大　竹茹一升　干姜二两

上四味㕮咀。以水三升。煮取一升。去滓内马通汁半升。煮取一升顿服之。取新马屎与少水和绞取汁。一方不用竹茹加干姜成七两。

《千金要方》卷十二第六

须发堕落令生长……

又方：羊粪灰淋汁洗之，三日一洗，不过十洗大生。

《千金要方》卷十三第八

治头风……又方：

腊月乌鸡屎一升炒令黄。末之。绢袋盛。以酒三升浸。温服任性。常令醺酣。

《千金要方》卷十三第八

治白秃发落生白痂。终年不差方。

五味子　蛇床子　远志各三分　菟丝子五分　苁蓉　松脂各二分　雄黄　雌黄　白蜜各一分　鸡屎白半分

上十味治下筛。以猪膏一升二合。先内雄黄。次内雌黄。次内鸡屎白。次内蜜松脂。次内诸药煎之。膏成。先以桑灰洗头。燥傅之。

《千金要方》卷十三第八

发黄方。

腊月猪脂和羊屎灰蒲灰等分封头。三日一为之。

《千金要方》卷十三第八

治鬼舐头方。

烧猫儿屎腊月猪脂和傅

《千金要方》卷十三第八

治小儿大小便不通……

又方：末鸡屎白服一钱匕。

《千金要方》卷十五上第六

治痔湿久下痢赤白。百疗不差者方。

兔头骨　蛇头　蓳蕳子　故绯并灰

冷下结。脉沈细小数方。

泽漆一两半 吴茱萸 茯苓 白术 桔梗 当归 犀角 青木香 海藻 芍药 大黄各二两

《千金要方》卷十五下第九

治胃反，食即吐出，上气，……
又方：饮白马尿即止。

《千金要方》卷十六第四

治恶方……
又方：服小便百日，佳。

《千金要方》卷十六第五

治干呕方：酒浸马屎一宿，取汁取之。

《千金要方》卷十六第五

治骨鲠在喉众治不出……
又方：烧虎狼屎服之。

《千金要方》卷十六第六

治鱼骨鲠方：鸬鹚屎服方寸匕。

《千金要方》卷十六第六

治气……
又方：空服服乌牛尿，日再，至三升止。

《千金要方》卷十七第五

治气……
又方：空服服尿，但尿则服之，百日止。治一切病。

《千金要方》卷十七第五

治虫疰方：烧猫儿屎灰，水服之。用雄猫儿。

《千金要方》卷十七第八

龙牙散治百疰邪气飞尸万病方。

龙牙 茯苓各二两半 雄黄 枣膏 芍药各五分 干地黄 石斛 胡燕屎各三分 铜镜鼻 甘草 橘皮 芎䓖 鬼督邮 远志 鳖甲各半两 狸阴二具 蜈蚣一枚 鬼箭羽 乌头 羌活 露蜂房 兽青 真珠 桂心 杏人 防风 桃奴 鬼臼 鹳骨各一两 人参 大黄各一两半 苏子四合 白术二两

上三十三味治下筛酒服一刀圭。以知为度。当有虫从便出。

《千金要方》卷十七第八

治久嗽不差方。

兔屎四十九枚 胡桐律一分 硇砂二分

上三味末之。蜜和服如梧子大三丸。以粥饮下日三。吐令物尽。即差。

《千金要方》卷十八第五

治丈夫腰脚冷。不随不能行方。

上醇酒三斗水三斗合著瓮中。温渍脚至膝。三日止。冷则瓮下常著灰火勿使冷。手足烦者。小便三升盆中温渍手足。

《千金要方》卷十九第七

治不渴而小便大利遂至于死者方。

牡蛎五两。以患人尿三升煎取二升。分再服。神验。

《千金要方》卷二十一第一

治小便不通……

又方：胡燕屎，豉，各一合，和捣丸如梧子，服三丸，日三服。

《千金要方》卷二十一第二

治水通身肿……

又方：煎人尿令可丸，服如小豆大，日三。

《千金要方》卷二十一第四

治水通身肿……

又方：烧姜石令赤，内黑牛尿中令热，服一升，日一。

《千金要方》卷二十一第四

治水，通身肿，……

又方：单服牛尿大良。凡病水，服无不差。服法，先从少起，得下为度。

《千金要方》卷二十一第四

治恶疮十年不差，似癞者……

又方：烧豭猪矢傅之。

《千金要方》卷二十二第？

治不渴而小便大利，遂至于死者，方：牡蛎五两，以患人尿三升，煎取二升，分再服，神验。

《千金要方》卷二十一第一

鱼脐丁疮。似新火针疮。四边赤中央黑色。可针刺之。若不大痛即杀人。治之方。

以腊月鱼头灰和发灰等分。以鸡溏屎和傅上。此疮见之甚可而能杀人。外台不用发灰以鸡子清和涂

《千金要方》卷二十二第一

治鱼脐疮，其头白似肿，痛不可忍者，……

又方：傅水獭屎大良。

《千金要方》卷二十二第一

治丁肿病……

又方：鼠新盆土和小儿尿傅之。

《千金要方》卷二十二第一

治诸疮著白痂复发方。

大蒜　鼠矢　画墨

上三味等分为末傅之。日三。

《千金要方》卷二十二第二

治脓溃后疮不合……

又方：以牛屎傅之，干即易之。

《千金要方》卷二十二第二

治痈疽发腹背隐匿处。通身有数十痈者方。

取干牛粪烧灰下筛。以鸡子白涂之干复易。

《千金要方》卷二十二第二

治痈肿发背初作及经十日已上。肿赤㶿热毒气盛。日夜疼痛。百药不效方。

卵鸡子一枚　新出狗屎如鸡子大

上二味搅调和。微火熬令稀稠得所。捻作饼子。可肿头坚处帖之。以纸帖上。以帛抹之时时看之。觉饼子热即易。勿令转动及歇气。经一宿定如多日患者。三日帖之。一日一易差止。此方秽恶不可施之贵胜。然其愈疾一切诸方皆不可及。自外诸方还复备负设仪注而已。觉者当晓斯方。亦备诸急尔。

《千金要方》卷二十二第二

治疖子……

又方：烧葛蔓灰封上自消。牛粪灰封之亦佳。

《千金要方》卷二十二第二

治疬子……

又方：水和雀屎傅之。

《千金要方》卷二十二第二

治痔子……

又方：……牛粪灰封之亦佳。　　《千金要方》卷二十二第二

治小儿火丹，赤如朱走皮中……

又方：猪屎和水，绞取汁，服少许良。

《千金要方》卷二十二第四

治小儿白丹方：烧猪屎灰，鸡子白和傅之良。

《千金要方》卷二十二第四

五色油丹，俗名油肿，若犯者多致死，不可轻之……

又方：牛屎涂之，干易。

《千金要方》卷二十二第四

治小儿患隐疹入腹，体肿强而舌干……

又方：蚕沙二升，水二升煮，去滓，洗之良。

《千金要方》卷二十二第五

治冻指瘃欲堕方：马炒三升以水煮令沸，渍半日愈。

《千金要方》卷二十二第六

治恶疮似火烂，洗肠方：白马屎暴干，以河水和煮十沸，绞取汁洗之。

《千金要方》卷二十二第六

治恶疮十年不差，似癞者……

又方：烧猳猪矢傅之。

《千金要方》卷二十二第六

治恶疮……
又方：羊矢麻根烧烟断，膏和封，有汁者干傅之。

《千金要方》卷二十二第六

凡瘭疽著手足肩背，累累如米起，色白，刮之汁出，差后复发，……
又方：虎屎白者，以马屎和之，暴干，烧为灰，粉之良。

《千金要方》卷二十二第六

治燥㾦……
又方：热牛屎涂之。

《千金要方》卷二十二第六

治冻指瘃欲堕方：马屎三升，以水煮令沸，渍半日愈。

《千金要方》卷二十二第六

治人脚无冬夏常拆裂，名曰尸脚，方：鸡矢一升，水二升，煮数沸，停小冷，渍半日，差止。亦用马矢。

《千金要方》卷二十二第六

治一切漏……
又方：榭北阴白皮三十斤剉之，以水一石，煮取一半，去滓煎如糖，又取都厕上雌雄鼠屎各十四枚烧，令汁尽，末，内煎中，温酒一升投煎中合搅之，羸人五合，服之当有虫出。

《千金要方》卷二十三第一

治蚯蚓瘘方：蚯蚓屎、鸡屎，上二味末之，用社猪下颌髓和，傅之。

        《千金要方》卷二十三第一

  治蜣螂瘘……
    又方：热牛屎涂之，数数易，应有蜣螂出。

        《千金要方》卷二十三第一

  治蜣螂瘘……
    又方：干牛屎末傅，痒即拨却，更厚封，差乃止。

        《千金要方》卷二十三第一

  治蜣螂瘘……
    又方：蜣螂丸末傅末，即蜣螂所食屎也。

        《千金要方》卷二十三第一

  治蜣螂瘘方：牛屎灰和腊月猪脂，傅之。

        《千金要方》卷二十三第一

  治雀瘘方：取母猪屎灰，和腊月猪膏，虫出如雀形。

        《千金要方》卷二十三第一

  治漏方：锻落铁屑 狗颊车连齿骨灸 虎粪 鹿皮合毛烧灰
  上四味等分治下筛，以猪膏和内疮中，须臾易之，日五六度。

        《千金要方》卷二十三第一

  治诸漏……
    又方：正月雄狐屡阴干，杵末，水和服。

        《千金要方》卷二十三第一

治诸痛……
又方：服白马屎汁一升。

《千金要方》卷二十三第一

治鼠漏及瘰疬五白膏方。
白马　白牛　白羊　白猪　白鸡等屎各一升　漏芦二斤
上六味各于石上烧作灰。研绢筛之。以猪膏一升三合煎乱发一两半。令极沸消尽。乃内诸末。微微火上煎五六沸。药成。去疮痂以盐汤洗。新帛拭干。然后傅膏。若无痂犹须汤洗。日再。若著膏当以帛裹上。勿令中风冷也。神验。

《千金要方》卷二十三第一

治瘰疬……
又方：狼屎灰傅之。

《千金要方》卷二十三第一

瘰疬瘘横阔作头，状若杏人形，亦作疬疬方：用雄鸡屎灰，腊月猪脂，和，封之。

《千金要方》卷二十三第一

治内痈未作头者方。
又方：服伏鸡屎即差。马牙灰和鸡子涂之干则易。

《千金要方》卷二十三第二

治乳痈方：大黄　鼠屎新者各一分　黄连二分
上三味捣黄连大黄末合鼠屎共活，以黍米粥清和，傅乳四边，痛止即愈，无黍米粟米亦得。

《千金要方》卷二十三第二

治肠痈……

又方：雄鸡顶上毛并屎烧作灰，空心酒服之。

《千金要方》卷二十三第二

治肠痈……

又方：雄鸡顶上。

《千金要方》卷二十三第二

治内痈未作头者方：服伏鸡屎即差。

《千金要方》卷二十三第二

治癣……

又方：服驴尿良。

《千金要方》卷二十三第四

治诸疥癣久不差者……

又方：取特牛尿五升　羊蹄根五升

上二味渍一宿，日暴干复内，取尿尽止，作末，傅诸疮等。千金翼云：和猪脂用更精。

《千金要方》卷二十三第四

治诸疮疥癣久不差者方：水银一斤　腊月猪脂五斤

上二味以铁器中垒灶，用马通火七日七夜勿住火，出之，停冷取膏，去水银不妨别用，以膏傅一切疮无不应手立差。千金翼又用水银粉和猪脂涂之。

《千金要方》卷二十三第四

治食野菜马肝肉诸脯内毒……

又方：烧狗屎灰，水和，绞取汁，饮之立愈。

《千金要方》卷二十四第一

又方：烧狗屎灰。和绞取汁。饮之立愈。

又方：烧狗骨末之。水服方寸匕。日三服。

治食野菜马肝肉诸脯肉毒……

《千金要方》卷二十四第一

治生食马肝毒杀人方。

牡鼠屎二七枚两头尖者是。以水研饮之。不差更作。

《千金要方》卷二十四第一

治食猪肉中毒方。

烧猪屎末服方寸匕。大屎亦佳。

《千金要方》卷二十四第一

治诸食中毒方。

饮黄龙汤及犀角汁。无不治也。饮马尿亦良。

《千金要方》卷二十四第一

治郁闷湿脯毒方。张文仲云肉闭在密器中经宿者为郁闷

烧狗屎末。水服方寸匕。凡生肉熟肉皆不用深藏密盖不泄气。皆杀人。又肉汁在器中密盖气不泄者。亦杀人。

《千金要方》卷二十四第一

治食六畜肉中毒方。

各取六畜干屎末。水服之佳。若是自死六畜肉毒。水服黄檗末方寸匕。须更复与佳。

《千金要方》卷二十四第一

葵子汁　桂汁　豉汁　人尿　冷水　土浆　蒜　鸡毛烧吸烟及水调服

《千金要方》卷二十四第二

金银毒

服水银数两即出。鸭血及屎汁。

鸡子汁及屎白烧猪脂和服。水淋鸡屎汁煮葱汁。

《千金要方》卷二十四第二

解一切毒方。

母猪屎水和服之。又水三升三合和米粉饮之。

《千金要方》卷二十四第二

石药毒

白鸭屎　人参汁

《千金要方》卷二十四第二

射罔毒

蓝汁　大小豆汁　竹沥　大麻子汁　六畜血　贝齿屑　蚯蚓屎　藕芰汁

《千金要方》卷二十四第二

解散除热。鸭通汤方。

白鸭通五升沸汤二斗半淋之澄清取二斗汁　麻黄八两　豉三升　冷石二两　甘草五两　石膏三两　栀子人二十枚

上六味㕮咀。以鸭通汁煮六程式。去滓。内豉三沸。分服五合。若觉躯冷。小便快阔。其间若热犹盛。小便赤促。服之不限五合。宜小劳之。渐进食。不可令食少。但勿便多耳。

《千金要方》卷二十四

解散治盛热实。大小便赤方。

升麻　大黄　黄连　甘草　黄蘗各三两　芍药六两　白鸭通五合　黄芩四两　栀子人十四枚　竹叶切　豉各一升

上十一味㕮咀。以水三斗先煮鸭通竹叶。取一斗二升。去滓澄清。取一斗内药煮取三升。分三服。若上气者加杏人五合。腹满加石膏三两。

《千金要方》卷二十四第三

治漏腋，腋下及足心、手掌、阴下股裹常如汗湿臭者，……
又方：正旦以尿洗腋下神妙。

《千金要方》卷二十四第五

陷肿散。治二三十年瘿瘤。及骨瘤脂瘤石瘤肉瘤脓瘤血瘤或息肉大如杯杆升斗。十年不差。致有漏溃。令人骨消肉尽。或坚或软或溃。令人惊悸。寤不安。身体瘦缩。愈而复发方。

乌贼骨　石流黄各一分　白石英　紫石英　钟乳各二分　丹参三分　琥珀　附子　胡燕屎　大黄　干姜各四分

上十一味治下筛。以韦囊盛。勿泄气。若疮湿即傅。若疮干猪脂和傅。日三四。以干为度。若汁不尽者。至五剂十剂止。药令人不痛。若不消。加芒消二两佳。

《千金要方》卷二十四第七

痈瘤溃漏及金疮百疮……
又方：以狗屎卵鸡子傅之。去脓水如前方说。傅生肉膏取差。方在第二十二卷。

生肉膏。主痈瘤溃漏及金疮百疮方。

当归　附子　甘草　白芷　芎䓖各一两　薤白二两　生地黄三两

上七味㕮咀。以猪脂三升半煎。白芷黄。去滓。稍以傅之。日三。

《千金要方》卷二十四第七

断酒……
又方：鸬鹚屎灰水服方寸匕，永断。

《千金要方》卷二十五第一

卒死无脉，无他形候，阴汤俱竭故也。治之……
又方：牛马矢绞取汁，饮之。无新者，水和干者亦得。
原注："《肘后方》云：'干者以人溺解之。此扁鹊法'。"
　　　　　　　　　　　　　《千金要方》卷二十五第一

治卒忤……
又方：犊子屎半盏，酒三升，煮服之。亦治霍乱。
原注："《肘后方》云：'治鬼击'。大牛亦可用。"
　　　　　　　　　　　　　《千金要方》卷二十五第一

治中恶，……
又方：使人尿其面上愈。
　　　　　　　　　　　　　《千金要方》卷二十五第一

鬼击之病，得之无渐，卒着人如刀刺状，胸胁腹内绞急，切痛，不可抑按，或即吐血，或鼻口血出，或下血，一名鬼排，治之方：
鸡屎白如枣大　青花麻一把
上二味以酒七升，煮取三升，热服，须臾发汗，若不汗，熨斗盛火灸两胁下，使热汗出愈。
　　　　　　　　　　　　　《千金要方》卷二十五第一

治自缢死……
又方：尿鼻口眼耳中，并捉头发一撮如笔管大掣之，立活。
　　　　　　　　　　　　　《千金要方》卷二十五第一

治自缢死……
又方：鸡屎白如枣大，酒半盏，和，灌口及鼻中佳。
　　　　　　　　　　　　　《千金要方》卷二十五第一

治剥死马马骨伤人。毒攻欲死方。

便取马肠中屎以涂之大良。外台方云取其屎烧灰服方寸匕

《千金要方》卷二十五第二

治三种射工虫毒……
又方：白鸡屎，取白头者三枚，汤和，涂中毒处。

《千金要方》卷二十五第二

治蜂螫……
又方：以人尿新者洗之。

《千金要方》卷二十五第二

治蜂螫……
又方：尿泥涂之。

《千金要方》卷二十五第二

治蜂螫……
又方：烧牛屎灰，苦酒和涂之。

《千金要方》卷二十五第二

治卒为蛇绕不解方：……令人尿之。

《千金要方》卷二十五第二

治蝮蛇毒方：令妇人尿疮上。

《千金要方》卷二十五第二

治众蛇毒……
又方：梳中垢如指大，长一寸，尿和傅之。

《千金要方》卷二十五第二

治众蛇毒……

又方：以面团上，令童男尿著中，烧铁令赤，投中，冷复烧著，二三度差。

《千金要方》卷二十五第二

治众蛇毒……

又方：鸡屎二七枚，烧作灰，投酒服之。

《千金要方》卷二十五第二

治蛇啮方：人屎涂，帛裹即消。

《千金要方》卷二十五第二

治凡犬齧人……

又方：以热牛屎涂之佳。

《千金要方》卷二十五第二

治凡犬齧人……

又方：鼠屎，腊月猪膏和傅之。

《千金要方》卷二十五第二

治狂犬齧人……

又方：饮驴尿一、二升。

《千金要方》卷二十五第二

治恶刺并狐尿刺……

又方：白马尿温渍之。

《千金要方》卷二十五第三

治恶刺并狐尿刺方：以乌父驴尿渍之。

《千金要方》卷二十五第三

治恶刺方：苦瓠开口，内小儿尿煮两三沸，浸病上。

《千金要方》卷二十五第三

治竹木刺在皮中不出方：羊屎燥者烧作灰，和猪脂涂刺上，若不出，重涂，乃言不觉刺出时。一云用干羊屎末。

《千金要方》卷二十五第三

治刺伤中风水，……
又方：服黑牛热尿，一服二升，三服即止。

《千金要方》卷二十五第三

凡因疮而肿痛。剧者数日死。或中风寒。或中水或中狐尿刺治之方。
烧黍穰若牛马屎若生桑条。取得多烟之物烧熏。汁出愈。

《千金要方》卷二十五第三

治杖痛……
又方：服小便良。

《千金要方》卷二十五第三

治从高堕下伤折，疾痛烦躁，蹄叫，不得卧，方：取鼠屎烧灰，以猪膏和，涂痛上，即急裹之。

《千金要方》卷二十五第三

堕落车马及车辗木打已死者，以死人安著，以手袖掩其口鼻眼上，一食顷活，眼开与热小便二升。

《千金要方》卷二十五第三

凡被打损，血闷抢心，气绝不能言，可擘开口，尿中令下咽即醒。

《千金要方》卷二十五第三

筋骨伤，被破时以热马屎傅之，无瘢。

《千金要方》卷二十五第三

论曰。凡火烧损。慎以冷水洗之。火疮得冷。热气更深转入骨。坏人筋骨难差。初被火烧。急更向火灸。虽大痛强忍之。一食久即不痛。神验。治火烧闷绝不识人。以新尿冷饮之。及冷水和蜜饮之。口噤绞开与之。然后治之方。

栀子四十枚　白敛　黄芩各五两

上三味㕮咀。以水五升油一升合煎。令水气歇。去滓冷之。以淋疮。令溜去火热毒。则肌得宽也。作二日。任意用膏傅。汤散治之。

《千金要方》卷二十五第四

治金疮破腹。肠空出欲令人方。

取人屎干之。以粉肠即入矣。

《千金要方》卷二十五第四

治金疮……

又方：蚯蚓屎以水服方寸匕，日三。

《千金要方》卷二十五第四

治金疮出血不止，……

又方：饮人尿三升，愈。

《千金要方》卷二十五第四

治马咬人及踢人作疮毒肿热痛方：马鞭梢长二寸　鼠屎二七枚

上二味合烧末，以猪膏和涂之立愈。外台方云：治遂成疮烂经久不愈者。肘后方云：用马鞭皮烧末猪膏和涂。

《千金要方》卷二十七第二

乌雄鸡……屎白，微寒，主消渴，伤寒寒热，破石淋及转筋，利小便，止遗溺，灭瘢痕。

《千金翼方·本草中·人兽部》

治妇人白崩中马通汁方

白马通汁_{二升} 干地黄_{四两} 芎䓖 阿胶 小蓟根 白石脂 桂心各二两 伏龙肝_{如鸡子大七枚}

上八味。以㕮咀。以酒七升合马通汁煮取三升去滓内胶令烊尽分三服。

《千金翼方》卷八第一

人……尿，主卒血攻心，被打内有瘀血煎服一升。又主癥积满腹，诸药不瘥者，服之皆下血片块，二十日即出也。亦主久嗽上气失声。溺垽白，烧研末，主紧唇疮。溺坑中竹木，主小儿齿不生，正旦刮涂之即生。

《千金翼方》卷十九第八

痈疽发腹背阴隐处通身有数十痈方

取牛粪干者烧末。以鸡子白和涂。干则易。差止。

又方。以牡蛎粉大醋和涂即愈。

《千金翼方》卷二十四第一

治诸漏方

取新生儿屎一百日以来皆收置密器中五六日。取泊疮孔中。

《千金翼方》卷二十四第二

又疗肺痿。时时寒热两烦赤气急方。

童子小便。每日晚取之。去初末少许小便可有五合。取上好甘草。量病人中指节。男左女右。长短截之炙令熟。破作四片。内小便中置于闲净处露一宿。器上横一小刀。明日平旦去甘草。顿服之。每日一剂。其童子勿令喫五辛。忌海藻菘菜热麦。并出第四卷中

《外台》

人中白者，漩盆内积起白垢也，亦秋石之类。刮取置新瓦上，火逼令干，温汤调服，治鼻衄如神。（见旧抄本《志雅堂杂抄》）

《夷坚志再补·人中白》

冬至后斋居，常吸鼻液，漱炼令甘，乃咽下丹田。以三十瓷器，皆有盖，溺其中已，随手盖之，书识其上，自一至三部。置净室，选谨朴者守之。满三十日开视，其上当结细砂如浮蚁状，或黄或赤，密绢帕滤取。新汲水净，淘澄无度，以秽气尽为度，净瓷瓶合贮之。夏至后取研细，枣肉丸，如梧桐子大，空心酒吞下，不限丸数，三五日后服尽。夏至后仍依前法采取，却候冬至后服。此名阳丹阴炼，很清净绝欲，若不绝欲，其砂不结。

《东坡志林·阳丹诀》

外祖陶兰风先生，倅寿州，得白骡，蹄跗都白，日行二百里，畜署中，寿州人病噎膈，辄取其尿疗之。凡告期气骡尿状常十数纸，外祖以木香沁其尿，诏百姓来取。……

《陶庵梦忆·雪精》

偏正头痛，人中白，地龙炒，等分为末，羊胆汁丸芥子大，每新汲水化一丸，注鼻中嚏之名一滴金。（普济方）

《本草纲目·人部·溺白垽》

白丁香丸　治小儿中风。口噤不下物。

用家雀屎末。水丸如麻子大。用温酒服。或为末涂乳头令服。如无雀屎。用鸡屎白亦良。一方用雄雀屎。水为丸。以水下五丸。名雀屎丸。

《普济方·婴孩诸风门·中风》

治小儿中风。口噤不出声。宜服此方。

用雄雀粪半两。微炒细研。以面糊和丸。如麻子大。不计时候。以薄荷汤下三丸。量儿大小。以意加减。

《普济方·婴孩诸风门·中风》

治小儿中风，口噤不出声。

又方：用鸡粪白。如大豆许。不计时候。以温酒研服之。一方水调服。

《普济方·婴孩诸风门·中风》

治小儿脐风锁口 出圣惠方

歌曰：脐风锁口为何缘，千个医来千个难，收取猢狲抛下粪，乳调吃下便安然。

《普济方·婴孩初生门·脐风撮口》

治小儿撮口风　　　　　　　　　　　　　　出圣惠方

又歌曰：小儿撮口风，猢狲粪最强，强灰兼奶汁，涂口自然良。

《普济方·婴孩初生门·脐风撮口》

治小儿齿牙黑蚀，气息疼痛，含白马屎，随左右含之，不过三口瘥。

《普济方·婴孩唇舌口齿咽喉门·牙齿疼痛等疾》

治因落齿不生。

取牛粪中黑豆二七粒。去头上皮。以此豆开处注于齿根上。时时用之。即效。

又方：取雄粪二七枚。以一粪拭一齿根处。尽此上二十一日即生。雄鼠屎头尖。一方用雌鼠粪头圆者。

《普济方·婴孩唇舌口齿咽喉门·牙齿疼痛等疾》

蟾蜍丸　治齿不生。

一名香附丹

沉香一两　槟榔半两　雄鼠粪半两烧灰　大香附子一两　干蟾半两烧灰

上为细末。用羊髓四两。煮烂。和成膏。丸如黍米大。每服十粒。麝香汤下。量儿大小加减。

《普济方·婴孩唇舌口齿咽喉门·牙齿疼痛等疾》

治大人小儿生齿神效方。

用雄雌鸡粪各十四颗。焙干。同研如粉。入麝香少许。仍先以针挑破损齿脚下血出。将散子傅之。年高者不过二十日生。年少者十日。不计伤损。及少自退落。并再生。

《普济方·婴孩唇舌口齿咽喉门·牙齿疼痛等疾》

香附丸　治小儿长。齿不生。

香附子大者去皮　沉香各半两　槟榔　雄鼠粪两头尖者烧各一分

上为末。羊髓二两。煮烂和成膏。丸如小豆大。每服十丸。麝香汤下。

《普济方·婴孩唇舌口齿咽喉门·牙齿疼痛等疾》

马通粟丸幼幼新书　治少小胁下有气。内痛喘逆。气息难。往来寒热。羸瘦不食。

马通中粟十八铢　杏仁　紫菀　细辛各半两　五味子焙　石膏　秦艽　半夏　茯苓各六铢

上为末。蜜丸如小豆大。每服十丸。日三服。不知。加至二十丸。

《普济方·婴孩癖积胀满门·诸癖结胀满》

白丁香散瑞竹堂　治小儿大人癖积。

白丁香雀儿粪也　黑丁香二钱　蜜陀僧三钱　硫黄一钱　诃子皮半钱　轻粉半钱　木香二钱

上为细末。每服一钱。用乳汁调服。女用男乳食。男用女乳食。调服食前。调服食前。半饥半饱服。日三。枣儿压之。大人米汤空心服。

《普济方·婴孩癖积胀满门·诸癖结胀满》

治眼热毒卒生翳，及赤白膜方（出圣惠方），用雄雀粪细研，以人乳汁和点之。

《普济方卷八十·眼目门》

治面上皰子方
又方：鹰粪白半两　胡粉一分
上细研，以蜜和傅面上。

《普济方卷五十一·面门》

治去酒刺面疮
用蜜一两，白丁香一十粒，浸在蜜里，早晨夜晚点在面上，酒刺自落。

《普济方卷五十一·面门》

人尿，主咳喘肺痿，又止劳渴嗽，取温尿饮之，童子尿尤好。又主久嗽失音。

《东医宝鉴·杂病篇五·咳嗽》

雄雀屎，一名白丁香，治痈肿已有脓，未溃出，以醋调雀屎如小豆大，敷之即穿出脓。

《东医宝鉴·杂病篇八·痈疽下》

治心痛，用雄鸡屎白烧灰存性为末，热酒调方寸匕服。乳香入一豆粒尤佳。

《卫生易简方·心痛》

治火烧闷绝，用尿溺冷饮之。

《卫生易简方·汤火伤》

治痰嗽不定喘急，用桔梗一两半捣细，童便半升，煎四合，去滓，温服。

《卫生易简方·喘急》

褚澄曰：咳血饮溲溺，则百不一死，服寒凉药，则百不一生。

《医先》

[《外》]疗齿䘌痛有虫，取雄雀粪，以绵帛塞孔内，日一二次易之，良。

《医学纲目·卷之二十九·牙齿痛》

鼠粪散，治乳瘰疬，溃烂者方可服，神效。雄鼠粪三钱，两头尖者便是，土楝树子三钱，经霜者佳，川者不用，露蜂房三钱，俱煅存性，为细末，分作三服，酒下。间两日服一服，痛止脓尽收敛，奇效。

《医学从众录·妇人杂病方》

耳聤，野猪脚爪切，千年石灰杵，以人粪拌匀，用大蚌壳全个，装满合好，外以铁丝扎紧，黄泥封固，于炭火上煅，至青烟起，置泥地上，出火气，研细末，瓷瓶秘藏。凡耳烂流水，各药不效者，傅之立效。此耳科秘方也。用治一切外证之溃烂不已者，亦神效无比。

《鸡鸣录·头面七窍病》

拓盘疽，溏鸡屎涂。

《鸡鸣录·外科》

走马牙疳，屋楞上干猫屎（以硬白结，燥者佳）研细末，每一钱加冰片一分，研匀，童便调敷。

《鸡鸣录·儿科》

又方，用牛粪敷之，亦效。

《浪迹丛谈》